最終 法医学講義

IV

日本大学医学部法医学名誉教授
医学博士

押田 茂實

はじめに

定年を迎えると・・・予想外の世界が拡がっている。

　65歳の誕生日を迎え、平成20年3月で日本大学を定年となった。勤務していた医学部ではその後3年間（通常2年間）非常勤の研究所教授と変更された。非常勤で講義を担当していた日大法学部や上智大法学部の講義は継続し、日大と慶応大の法科大学院（ロースクール）の講義もそのまま継続していました。

　常勤中に担当していた生まれ故郷の埼玉県の司法解剖（殺人やひき逃げなどの犯罪またはその疑いのある法医解剖）は、定年直前の2月22日に最後の解剖を施行した（詳細は第5・創と傷参照）。2人が殺害されていたので、教授3人、医師5人で解剖し、最終的に被告人には死刑が確定した。平成20年1月に埼玉県警察本部長より感謝状、平成20年3月に警察庁長官より警察協力章をいただきました。

　法医学教授時代には、教育や実務に追われていたので、外部からの各種冤罪の相談も、死刑か無期懲役の件以外は断っていました。定年後平成22年10月より　（財）材料科学技術振興財団（MST、世田谷区）鑑定科学技術センター顧問となり、平成24年1月より神楽坂法医学研究所所長となって、全国の各種の相談を受け入れられるようになりました。東北地方や埼玉県の法医学的実務の常識とは異なる様々な事例を目の当たりにすることになり、驚きの連続でした。何とか正義を貫いてほしいと、各地の裁判所にも出かけましたが、そう簡単ではありませんでした。

　DNA型鑑定関連だけでも、①エレクトロフェログラムのコンピュータのデータは印刷後全て削除していた、②平成16年からDNA型鑑定書は一切作成していない（FAX報告のみ）、③貴重な試料は被害者に返したので無い（被害者は見たこともない）・・というような状況であった。公判でもこのような異常な状況は明らかな証拠隠滅という状況と思われると証言しても、裁判ではほとんど顧みられることもありませんでした。

　MSTでは、DNA型鑑定の見学のみではなく、弁護士さんたち自身の血液を使用した実習も実現し、証拠改ざんの具体的な結果も経験できるようになりました。刑事事件では裁判員制度が導入され、真相解明に進歩したのかと思っていました。しかし、現実には納得できるような状況ではなく、当面一審の裁判には証言せず、控訴審でその明らかな矛盾点を指摘する方針としている。足利事件や東電女性会社員殺人事件などの冤罪事件の反省が見られていません。今後日本の刑事裁判はどうなってゆくのか、慎重に見つめてゆく必要があると痛感しています。

　　2021年10月

　　　　　　　　　　　　　　　　　　　　　　　　　　　　　　押田茂實

目次

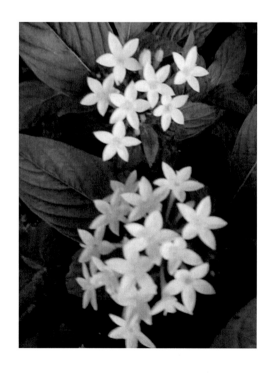

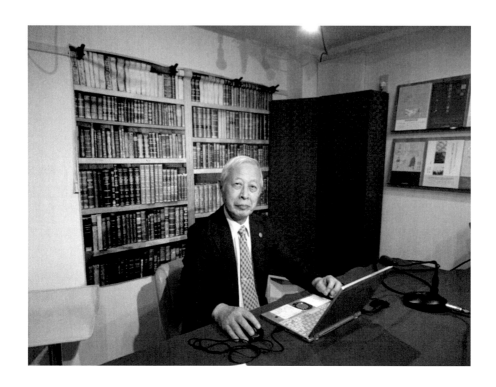

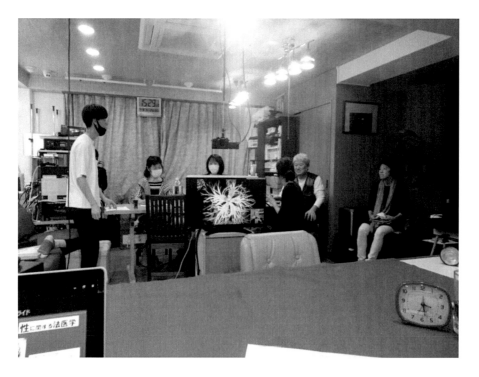

『押田茂實の最終法医学講義』 シリーズ総合目次

第十三・講義

安楽死と尊厳死

1．安楽死

（1）日本の人口の変動

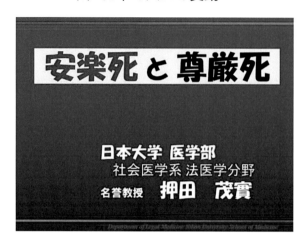

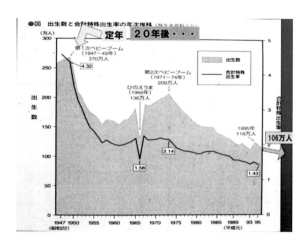

本日は安楽死と尊厳死について話します。日本は戦争に負けたあとに、第1次ベビーブームで200万人を超えるたくさんの人たちが毎年生まれました。そして20年、30年経ったあとに、第2次ベビーブームがきまして、また200万人ぐらい生まれたのですけれども、第3次ベビーブームはなくて、今では大体年に100万人ぐらいしか生まれておりません。

そういうなかで、日本の一つの特徴としては、「ひのえうま」というのがあります。1966年（昭和41年）この年だけ生まれてくる人の数がドーンと減っています。これは迷信だと思いますけれども、ひのえうま生まれの女性は結婚できないとか、そういう考えが広まっていた。そのために、その前の年と翌年はちょっとピークが出ていると、こんなふうに思うわけです。

毎年生まれてくる赤ちゃんの数がこれからどうなってゆくのだろうかということになるわけですけれども、20年後を考えると、結構大変なことがわかってきます。なぜかと言うと第1次ベビーブームの人たちが、そろそろ定年を迎えまして、そして高齢者になってきているわけです。この人たちが大量に亡くなってゆくというと、生まれてくる人との差を見ると、数10万人の人口が毎年減ってくる。こういうことが予想されます。

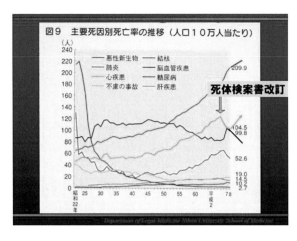

図9　主要死因別死亡率の推移（人口10万人当たり）

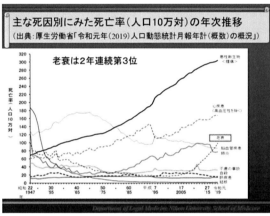

主な死因別にみた死亡率（人口10万対）の年次推移
（出典：厚生労働省「令和元年（2019）人口動態統計月報年計（概数）の概況」）

老衰は2年連続第3位

　20年後をあまり考えたくないのですけれども、実際に死亡率の変遷を見てみると、色々なことがわかります。戦後まもなくの時は、死亡すると言ったらまず結核だったのですけれども、抗生物質の進歩によって減少し、そのあとがんがドーッと増えている。これは変わりがありません。これから診断がどんどん進んで、治療も進みますけれども、やはりがんで亡くなる人が多いと思います。大体日本人の場合は3分の1です。

　日本の死亡統計が非常にいい加減だというのは、1997年に死体検案書の改訂がされたのですけれども、その翌年には心臓病がガタッと減少して、脳の病気がドーンと増えたりしています。しかし数年経ちますとそういう特徴がなくなってくる。最近問題になっているのは、この前の時間にもお話ししましたように、死因の第3位は何かと言うと、以前には脳血管疾患だった。脳出血ですね。ところがそのあと肺炎が増えました。これは東日本大震災の影響だろうと言われています。ところがそこへとんでもないものが増えてきて、現在では老衰が2年連続で第3位になっている。皆さんが長寿になって、ほかに特別な病気もなくて、まあ100歳になっているのだから老衰でいいよ。しかしそこに、よく見ないといけないのが、殺人が紛れ込んでいる可能性があるのです。そういう話を前にいたしました。

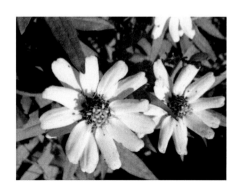

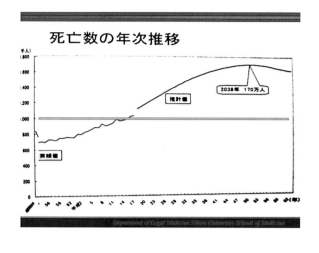

死亡数の年次推移

さあ、これから死亡する人たちはどうなってゆくのだろうか。死亡数は、今は100万人を超えていますけれども、どんどん増えてゆくだろうと思われます。これがどんどん増えていって、最高では170万人ぐらいの人が亡くなるだろうと予想されています。その時生まれてくる人は、100万人しかいないというと、人口が70万人ずつ減ってゆくということが予想されます。さあ、そういうなかでお年寄りは、じゃあ90歳を過ぎたら幸せなのだろうか。というところで出てくるのが、今日お話しする安楽死の問題なのです。

(2) 安楽死の事件

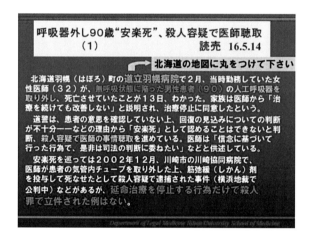

呼吸器外し90歳"安楽死"、殺人容疑で医師聴取
（1）　　　　　　　読売　16.5.14

➡ 北海道の地図に丸をつけて下さい

北海道羽幌（はぼろ）町の道立羽幌病院で2月、当時勤務していた女性医師（32）が、無呼吸状態に陥った男性患者（90）の人工呼吸器を取り外し、死亡させていたことが13日、わかった。家族は医師から「治療を続けても改善しない」と説明され、治療停止に同意したという。
　道警は、患者の意思を確認していない上、回復の見込みについての判断が不十分――などの理由から「安楽死」として認めることはできないと判断、殺人容疑で医師の事情聴取を進めている。医師は「信念に基づいて行った行為で、是非は司法の判断に委ねたい」などと供述している。
　安楽死を巡っては2002年12月、川崎市の川崎協同病院で、医師が患者の気管内チューブを取り外した上、筋弛緩（しかん）剤を投与して死なせたとして殺人容疑で逮捕された事件（横浜地裁で公判中）などがあるが、延命治療を停止する行為だけで殺人罪で立件された例はない。

最初の事件は、呼吸器を外して90歳の人が安楽死になった。これは殺人の容疑で医師が事情を聴かれることになった。どこで起こったかと言うと、北海道の道立羽幌病院という所で、無呼吸状態に陥った男性90歳の人工呼吸器を取り外した。なぜか。この回復の見込みがない患者さんの意思を確認しなければいけなかったけれども、それをしないうちに人工呼吸器を外してしまった。これは殺人の容疑で医師の事情聴取を進めていると、こういう事件になってきました。安楽死を巡っては、あとでお話しますように、川崎市の川崎協同病院で、気管内チューブを取り外して、それでも死ななかったので、筋弛緩剤を注射して死なせたということで、殺人容疑で医師が逮捕された事件があります。

延命治療を停止する行為だけで、殺人罪が立件されるだろうか。こういう話になってくるわけですけれども、皆さん、道立羽幌病院と言ったってわかりません。そこで北海道の地図を書いてくださいということで、今日プリントのところに北海道の地図を描いて下さい。そういうことになってくるわけです。地図を描いたあとに、そこに羽幌町というところに矢印を付けてください。さあ、皆さんが考えている北海道の常識というのは、どこま

で正しいのだろうか。こういうことを少しチェックしてみたいと思っています。隣近所の人が描いた北海道の地図をカンニングオッケーですから、覗き込んでください。この人がどのくらい知識がないかということがよくわかると思います。

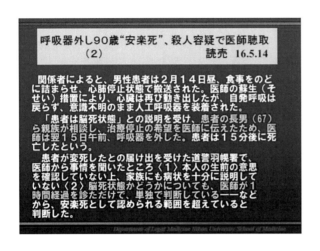

実際に医師が事情聴取をされたのですけれども、なぜそんなことになったかと言うと、患者さんは脳死状態になりましたという説明を受けました。患者さんの長男67歳ら親族が相談して、治療停止の希望を医師に伝えた。ただ勝手に人工呼吸器を抜いたのではない。医師は翌日の午前中に呼吸器を外した。患者さんは15分後に死亡した。つまり、患者さんの家族は治療を停止してくださいというふうに言った。治療停止と呼吸器を外すということがイコールかどうかということが問題になってきます。実際患者さんが変死したということを届けられたので、北海道の羽幌署は、医師から事情を聴いたところ、本人の生前の意思は確認していない。90歳の人は、こうなったら呼吸器なんかつけないでくれと言っていたということを確認できていない。そして家族にも病状を十分に説明していないのではないだろうか。そうしたら家族は勝手に判断して、脳死状態かどうかについても、本当に専門家の診断がついているのですか。医師が1時間ぐらいちょっと経過を見ただけで、脳死というふうに単独で診断しているのではないですか。それで良いのですか。そういう問題が出てきたということであります。

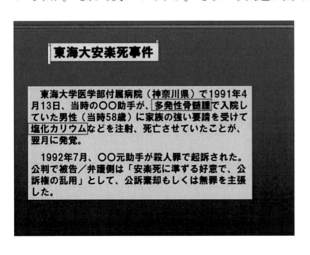

この脳死の問題、それから末期の医療のことを考えるときには、一つ非常に勉強になる事件があります。これは東海大の安楽死事件と言われているものです。1991年ですからかなり前ですけれども、4月に当時の助手の医師が多発性骨髄腫[1]という、これは非常に全身の痛い病気なのですけれども、お医者さんの中では自分が病気になったときには、これだけはなってほしくないと思う病気の一つです。

---

[1] 多発性骨髄腫：血液細胞の1つである「形質細胞（けいしつさいぼう）」のがん。

多発性のたくさんのあちこちで骨髄が痛むわけです。それで入院していた58歳の人、まだ若いですけれども、家族の強い要望を受けて、塩化カリウムなどを注射して死亡させた。これは明らかに心臓を止めるための塩化カリウムを注射した。それに対してこういうことが許されて良いのだろうかということで、殺人罪で起訴されて、最終的には裁判が進行した。こういうことになってきました。

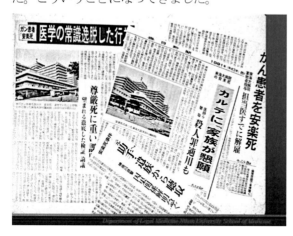

そのあとこれは大問題になりまして、新聞にも大きく取り上げられて、ああじゃないこうじゃないという意見が出てきました。カルテに家族が懇願した。と記載あり。問題はなんて懇願したのか。早く殺してくれと言ったのか。そこが問題です。

（3）安楽死の条件と種類

この安楽死とはなんぞやということになりますと、安楽死というのは、「助かる見込みのない患者さんが、酷い苦痛を訴えている場合、本人のために自然の死を待たずに、安楽に死なせること」を言う。これを安楽死と言います。つまり、助かる見込みがない末期の胃がんである。そして根本治療ができない。「痛い、痛い」と言っている。そういうときに、本人のために自然の死、「痛い、痛い」と言って亡くなるのではなくて、その前に安楽に死なせてあげる。これを安楽死と言う。定義はこういうふうになっています。

この問題について、よく本に書かれているのは、昭和37年12月の名古屋高等裁判所の判決でありまして、これは6つの条件を出しています。

一番目は、病人が現代医学の知識と技術からみて、絶対不治の病に冒され、しかもその死が目前に迫っていること。つまり、悪性のがんであって、もうあと1週間ももたないよねというふうになっている。

二番目、病者の苦痛がはなはだしく、何人も真にこれを見るに忍びない程度のものであること。痛い、痛いと言っている。全身の骨髄炎の場合も、痛いなんていうものではないです。物凄く大変なのです。それも1ヶ所ではない。そうしたら誰が見たってかわいそうだよねと言う。これは我慢できない。

　三番目、もっぱら病者の死苦の緩和の目的でなされること。周りの人が助かるのではない。本人がそういう苦しみから逃れるためにやることです。

　四番目、病者の意識がなお明瞭であって、意思を表明できる場合には、本人の真摯な嘱託または承諾のあること。本人が認知症になっている場合は別ですけれども、本人の意識がハッキリしている場合には、自分はもう痛くてたまりません。この痛みを取ってください。痛みを取るために早く死んでも、先生それは文句いいませんよと言っている。

　五番目、医師の手によることを本則とする。これにより得ない場合には、医師により得ないことを首肯するに足る特別な事情があること。周囲20kmの範囲にお医者さんがいない。今までいたのだけれども、先生が死んでしまった。今は看護師さんしかいない。さあ、どうする。

　六番目、その方法が倫理的にも妥当にして容認し得るものであること。

　この6つをクリアした場合には、安楽死として認めざるを得ない。これが昭和37年からずっと引き継いでいる司法界の常識だったわけです。

　これからお話ししますように、実際の事例は5と6が違っている。なぜかと言うと、病気で苦しんでいて、余命も1週間ぐらいと診断された実の父52歳が、「苦しい、苦しい」と言っているけれども、この農家の息子さん24歳が農薬を入れた牛乳を飲ませて殺してしまった。農家の息子さんがかわいそうだと思ってやった。それは良いけれども、5と6が欠けている。つまり、医師の手によっていない。

15

それからもう一つは、方法が倫理的に妥当でない。例えば心臓をポンと止める薬であったら苦しまない。ところが農薬を飲ませたとなると、農薬を飲まされたほうはたまったものではないです。これは急死にならないということで嘱託殺人の疑いがある。

　本件は殺してくれとお父さんに頼まれて、息子さんがお父さんを殺した。この当時は尊属殺人もあったのですけれども、そういうことで、見逃すことにはゆかないということです。ただ息子さんはお父さんをなんとか助けてあげたいと思って、情状酌量されて、懲役1年、執行猶予3年の軽い量刑ではあったけれども、殺人罪です。これが名古屋高裁の有名な判決でありまして、これがずっと引用されていたものであります。たとえ家族からの強い要請があったとしても、家族からの要請があっても安易に実行してはいけませんというふうにこれは引用されています。自分のお父さんが苦しんでいる。お父さんはもうなんとかしてくれと。俺はがんでもうもたないのだからと言っている。それをなんとかできないだろうかということで、この6つの条件をクリアした場合には、これは殺人罪でなくて良いのではないですかという司法判断があったということです。この判決をした成田薫という裁判官ですけれども、退官後名古屋市で弁護士として働いていましたけれども、なんと、あとでお話しします日本尊厳死協会の理事長も経験されています。そういう面ではこの人が日本における尊厳死・安楽死問題について考えて判決を出して、その判決のところに6つの条件を出したということで有名な弁護士さんになったわけであります。

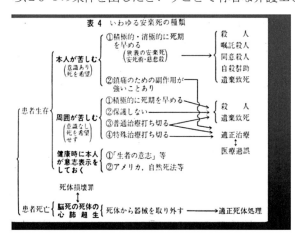

　いわゆる安楽死について大きく分けてゆくと、患者さんが生きている場合と、患者さんが死んでしまった場合があります。患者さんが死んでしまった場合には、これは脳死の死体の心肺蘇生後に、機械を取り外すとか色々なことをやるのです。これは死体損壊罪になるかならないかということになるのですけれども、これは患者さんがもう死んでいる場合には、普通の安楽死・尊厳死の話だけではなくて、あとから振り返って検討することになってゆきます。死体から機械を取り外すのは、もう死んでしまっていますから、これは適正な死体処理法であるというふうに認められます。だから死んだ人から人工呼吸器を外すのは、適正な医療行為です。

　患者さんが生きている場合に、本人が苦しんで、意識があって死を希望している場合。この場合には積極的・消極的に死期を早めることがあります。しかし、それを間違えると殺人・嘱託殺人・同意殺人・自殺幇助・遺棄致死ということで問われることになってきます。痛みが強いために副作用が強いこともある。副作用で死んだというのは殺人にならないので、これは下にいって適正治療になってきます。だから副作用があるけれども、痛みを止めるためにやったのは適正治療です。本人が苦しむだけでなくて、周囲が苦しむとい

うのも結構あります。

　本人の意識がない。痛がっていない。しかし周りの人が大変になった。これでもし積極的に死期を早めたら、これは完全な殺人罪。保護しないというと遺棄致死罪。普通の治療を打ち切るというと分かれます。半分は殺人罪。しかし適正な治療ではないですか。

　特殊な治療をやめる。これは適正な治療です。このあたりの違いがわかるかどうか。だから健康時に本人が意思表示をしておくと、これはあとから出てきますけれども、「生者の意思」とかアメリカの自然死法とか色々なものが出てくるのですけれども、今度は生きているときにそういう意思表示があった場合というのは、明らかな書類が残っていると、こういうことになってきます。

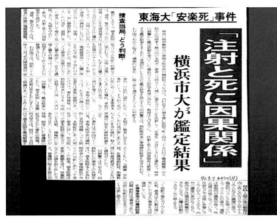

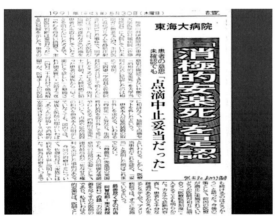

　東海大の安楽死事件の場合に、注射と死に因果関係があるかどうか、ここが揉めまして、1991年に東海大学で亡くなった事件ですけれども、違う大学で解剖して実際注射と死亡に因果関係があったのかどうか。これは塩化カリウムですけれども、点滴をやめるということと、薬を注入するということですけれども、そのときに患者さんの意思が未確認だけれども、点滴をやめるというのは妥当だったのではないかということで、消極的安楽死。これは殺そうとしてやったのではなくて、点滴をやめたということになると、これは消極的な安楽死になるのではないかということになった。実際何がどうなったのかというのを一つずつ見ていかなくてはゆけないということになりました。

　最終的には「判例タイムズ」とか色々なところに東海大学安楽死事件は引用されています。なぜかと言いますと、それは前にお話しした6つの条件をもう少し簡単に考えようというふうに、この担当裁判官が考えたわけです。

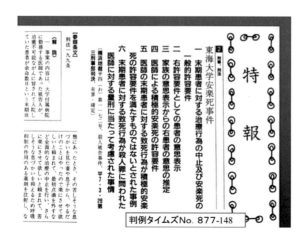

判例タイムズ No. 877-148

特報

②【判旨】

東海大学安楽死事件

一　末期患者に対する治療行為の中止及び安楽死の一般的許容要件

二　右許容要件としての患者の意思表示

三　家族の意思表示からの患者の意思の推定

四　医師による積極的安楽死の許容要件

五　医師の末期患者に対する積極的安楽死の致死行為が殺人罪に問われた事例

六　末期患者に対する死の許容要件を満たすものではないとされた事情

　　医師に対する量刑に当たって考慮された事情

（横浜地裁平四（わ）第一一二二号、殺人被告事件、平7・3・28第三刑事部判決・有罪・確定）

【①事案・判旨】
刑法一九九条

〈麻〉
一　事実の内容は、大学付属病院に勤務する医師であった被告人が、治療不可能な末期がんに罹患し入院していた患者が余命数日という末期状態にあったとき、その苦しそうな息づかいを見た妻や息子から、「どうにかしてやって欲しい」と頼まれ、最初に点滴を外すなど全面的な治療を外す行為を行い、さらにどうしても苦しそうな息づかいが治らないため、さらに苦痛を緩和させたいと頼まれ、苦痛を抑えるために麻薬などの、呼吸抑制の作用のある薬剤を注射し、苦しんでいた患者が

ただ単に本人の意思が必要・必要でないだけではなくて、もうちょっと考えよう。そういうことで、この東海大学安楽死事件は、今度は昭和37年ではなくて、もっと後ですから、6つあった条件を4つに減らしました。治療行為の中止をする場合に、患者さんの死が回避不可能な場合、これはそのとおりです。それから本人の意思も家族からの推定も可。家族が「今は意識がないけれども、そう言っていました」というような場合が出てくる。苦痛除去のためのモルヒネ、痛み止めの麻薬を投与する。こういう場合に耐えがたい肉体的苦痛があって、死が回避不可能で、死期が迫っている場合だから、これはべつに投与したって仕方がないではないですか。それから家族からの推定もこの場合は良いではないですか。これは殺人ではなくて、間接的安楽死ではないですかということになってきました。

判決が示した医師による延命中止の要件		
	患者の状態	本人の意思
治療行為の中止	死が回避不可能	家族からの推定も可
間接的安楽死 [苦痛除去のモルヒネ投与など]	耐え難い肉体的苦痛がある 死が回避不可能で、死期が切迫	家族からの推定も可
積極的安楽死 （注射など）	（間接的安楽死の要件に加え） 代替手段がない	本人意思に限り、家族からの推定は認めない

Department of Legal Medicine Nihon University School of Medicine

もう一つ、注射を打って殺すというと、これは積極的安楽死になります。前のところは苦痛を除去するためにモルヒネなどを投与したら、副作用で亡くなった。これは間接的安楽死です。積極的安楽死はカリウム剤を注射しますと心臓が止まります。これは間接的安楽死の要件に加えて、代わりの手段がない場合に限る。本人の意思に限って認めるけれども、家族からの推定は認めない。この積極的安楽死の場合には、本人の意思がハッキリしていなければいけない。こういう条件をいくつか提示しまして、この裁判官が色々考えました。

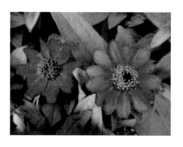

終末期医療での医師の行為が初めて刑事裁判になった東海大安楽死事件を横浜地裁で裁いた松浦繁さん。殺人罪に問われた医師に95年3月、執行猶予付き有罪判決を下した。06年3月に富山県の呼吸器外しを巡り取材を受けたテレビ番組の録画ビデオは今「遺言」に見える。約半年後の同11月、松浦さんは63歳で生涯を閉じた。

東海大の医師は、末期がん患者を苦しみから解放するよう家族に頼まれ薬物を使った。判決は有罪無罪の前提として（1）耐え難い肉体的苦痛（2）死期が迫っている（3）苦痛を除く手段が他にない（4）本人の明確な意思表示――という積極的安楽死が許される4要件を新たに提示。患者が昏睡（こんすい）状態　で痛みを感じておらず、（1）（3）（4）に反するとして有罪と結論した。

そして、（1）耐えがたい肉体的苦痛があるか、（2）死期が迫っているか、（3）苦痛を除く手段がほかにないか、（4）本人の明確な意思表示があるかということで、この4要件を提示したのです。患者さんがこん睡状態で痛みを感じていない、もう意識がないですから。ということは（1）、（3）、（4）がない。

死期は迫っている。こういうことで判決をどうしたら良いかと考えて、最終的には、これは大学の助手の医師が塩化カリウムを注射したのですけれども、積極的安楽死になります。条件が欠けているということで、これは殺人罪です。懲役2年、執行猶予2年を言い渡して、控訴されず地裁判決が確定しました。

このドクターはそのあと出身地の九州に帰って、お医者さんをしたいと思ったのですけれども、懲役2年ですから医師免許はしばらく剥奪されます。実際懲役3年を求刑したのですけれども、控訴するまでの不服はないということで、懲役2年になった。求刑の3分の2が判決と言われているので、これでもういい。それから、無罪を主張してきたけれども、控訴して長引かせるよりも、被告自身がお医者さんをなるべく早くやりたいということなので、早く現場に復帰させることが望ましいということで、こういうふうにしたというふうになっています。

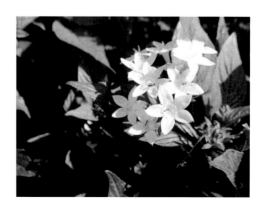

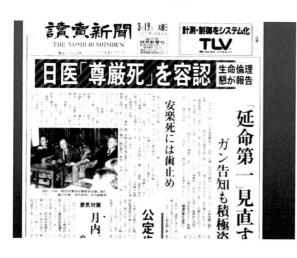

<訃報>松浦繁さん63歳
＝中央大法科大学院教授

松浦繁さん63歳（中央大法科大学院教授、
刑事法専攻、元仙台高裁部総括判事）8日、
敗血症のため死去。葬儀は12日午前11
時半、東京都中野区の宝仙寺。喪主は妻
真理子さん。
（9年前）
横浜地裁裁判長だった95年3月、東海大
安楽死事件の有罪判決で、積極的安楽死
を認める4要件の新基準を示した。
（毎日新聞）-18年11月11日11時47分更新

この判決をした松浦繁さんは、そのあと弁護士になりましたけれども、この人はなんと、中央大学の法科大学院の教授になっています。その後、敗血症のため亡くなりましたけれども、この東海大学の事件の判決を整理して、昭和37年のものを新しい考え方でどうですかというふうに提示したということで有名になった先生です。こういう有名な判決を書いた人がロースクールに天下るというケースは、ほかにもいっぱい出てきているわけです。この東海大学安楽死事件の有罪判決の中身が非常に教訓的であるというふうに言われました。

2．尊厳死

（1）日本尊厳死協会

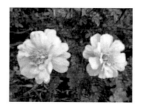

そこで出てきたのが尊厳死であります。日本医師会は尊厳死を容認したというふうに報道されています。1992年、ちょうど東海大学の事件(1991)が揉めている時に、日本医師会でも議論が起こりました。日本中のお医者さんはどうするああするというふうに議論したのですけれども、日本医師会は尊厳死を容認します。これは安楽死ではないです。延命第一で、なんでも良いから注射をする。なんでも良いから点滴をして、一日でも良いから長く延ばせというのは本当に良いのですか。そういうことに対する考え方を少し考えようというふうになりました。

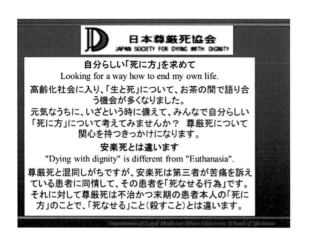

日本尊厳死協会という団体があります。人間らしい「死に方」を求めて生と死を考える。しかし尊厳死というのは安楽死とは違います。尊厳死と安楽死、混同しがちですけれども、安楽死というのは、第三者が苦痛を訴えている患者さんに同情して、その患者さんを死なせる行為です。積極的・消極的安楽死があります。それに対して尊厳死は、不治かつ末期の患者本人の「死に方」のことで、死なせるのではなく、殺すことではないのです。こういうふうに死にたいということです。だから殺されるのではないのです。こういうふうに死にたいです。これは日本尊厳死協会が言っている尊厳死であります。

これができたのは産婦人科のお医者さんで国会議員であった太田典礼さんという方が、1976年に日本尊厳死協会をつくったということです。その後、医師・法律家・学者・政治家など様々な人が集まってきて、尊厳死協会というのが設立されました。そこで出てきたのが、「リビング・ウイル」というのを知っていますか。

生きているうちに、自分の意思を残しておく。自然な死を求めるために、自発的意思で明示した「生前発効の遺言書」です。その内容は、不治かつ末期になった場合、無意味な延命処置は拒否します。やらないでください。苦痛を最大限に和らげる治療はしてください。植物状態に陥った場合、生命維持装置はとりやめてください。さあ、難しいです。植物状態と脳死状態どう違うかというのは、これは学問で非常に難しいところなのですけれども、一応こういうふうに意思表示をしています。

このリビング・ウイルを発行しておりまして、入会希望者はこの書面に署名・押印して、それを登録・保管しております。自分らが持っているだけでは危ないので、日本尊厳死協会にも一通届けます。登録手続きが完了すると、会員証と証明済のリビング・ウイルのコピーをお渡しします。そして日本尊厳死協会にも控えが残っています。だから、「この人のリビング・ウイルがありますか？」と問い合わせると返事がくるというシステムです。

[日本尊厳死協会の設立目的]
The purpose of JSDD's foundation →**12万5千人**
[リビング・ウイルを知っていますか]
Do you know what the "Living Will" be?
日本尊厳死協会は、治る見込みのない病気にかかり、死期が迫ったときに「尊厳死の宣言書」(リビング・ウイル)を医師に提示して、人間らしく安らかに、自然な死をとげる権利を確立する運動を展開しております。
リビング・ウイルとは、自然な死を求めるために自発的意思で明示した「生前発効の遺言書」です。その主な内容は

○ **不治かつ末期になった場合、無意味な延命措置を拒否する**

○ ~苦痛を最大限に和らげる治療をして下さい。そのため、麻薬などの副作用で死ぬ時期が早まったとしても、一向にかまいません~←削除

○ **いわゆる植物状態に陥った場合、** (一切の～トル) 生命維持措置をとりやめてください 人工呼吸器・心肺蘇生・胃ろう・輸液
[1989年以来の改定]
というものです。
日本尊厳死協会ではこのリビング・ウイルを発行しており、入会希望者はこの書面に署名・押印し、それを登録・保管しております。登録手続きが完了すると会員証と証明済みのリビング・ウイルのコピーをお渡しいたします。

設立の目的も途中で少しずつ変わりました。一番目は変わっていないのですけれども、二番目、苦痛を最大限に和らげる治療をしてください。「そのため麻薬などの副作用で死ぬ時期が早まったとしても、一向に構いません」と昔は書いてあったのですけれども、ちょっとこれは書きすぎだというので、これは削除になっています。それから、いわゆる植物状態に陥った場合、「一切の」というのを取りました。生命維持装置を取りやめてください。それは人工呼吸器とか心肺蘇生です。これは1989年にこういうふうに改訂していますけれども、大筋の考え方は変わっておりません。胃ろうとか輸液をどうするか。胃ろう・輸液という単語は取ってしまった。そういうことになります。

吉村昭さん　覚悟の死　点滴の管、死の前日自ら引き抜く
毎日 18. 8. 25
膵臓(すいぞう)がんで7月31日に79歳で亡くなった作家の吉村昭さんは、死の前日に点滴の管などを自ら引き抜いたうえでの死だったことがわかった。妻で作家の津村節子さん(78)は「家にいたから、自分の死を決することができてよかった。ただ、私はその姿を目の前で見てしまった」とつらそうに語っている。
吉村さんのお別れの会が24日、東京都内であり、津村さんが発병から死まで1年余りの闘病の様子を語った。津村さんによると、吉村さんは昨春、舌がんと宣告されて放射線治療を受け、今年2月には膵臓の全摘出手術を受けた。その後は都内の自宅で療養を続け、7月に容体が悪化した。
死の前日、点滴の管と首の静脈に埋め込まれたカテーテルポートを自らの意思で引き抜いたという。吉村さんは「延命治療をしない」意向だったため、家族は治療を断念した。吉村さんは遺作となった小説「死顔」の推敲(すいこう)を繰り返していたという。津村さんは「新作の推敲があったから　闘病に耐えられたと思う。書斎に入っている時が一番幸せそうだった」と語った。

吉村昭[2]さんは有名な人ですけれども、膵臓(スイゾウ)がんで亡くなったのです。死の前の日に点滴の管などを自ら引き抜いたうえでの死だった。この人は色々本も書いていますし、こういう死の問題について結構詳しかったのですけれども、自分で点滴の管などを引き抜いたうえで死んでいる。自殺ではない。膵臓の全摘出手術とか舌がんとか言われて、かなり苦しかったということはわかります。死の前日に点滴の管と首の静脈に埋め込まれたカテーテルポートを自らの意思で引き抜いた。誰かを手伝わせると、その人が殺人者になってしまうから、自分がやれば自分の生き方だということだということを、この人は言ったわけです。小説「死顔」の推敲を繰り返していた。がんになりながら、そういうことをしていた。「死顔」という、死ぬときのことを書いているのですけれども、「新作の推敲をやりながら闘病に耐えられたと思う。書斎に入っているときが一番幸せそうだった」というふうに語っている。ある面で言うと、自殺っぽいですけれども、自分の意思でそういうふうにしたということであります。

---

[2] 吉村　昭:小説家。1927年5月 −2006年7月31日、79歳。2005年春に舌癌、すい臓癌、2006年2月に膵臓全摘手術。

(2) 尊厳死と痛み

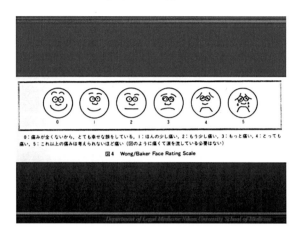

0：痛みが全くないから、とても幸せな顔をしている。1：ほんの少し痛い。2：もう少し痛い。3：もっと痛い。4：とても痛い。5：これ以上の痛みは考えられないほど痛い（図のように痛くて涙を流している必要はない）
図4　Wong/Baker Face Rating Scale

Department of Legal Medicine Nihon University School of Medicine

そこで問題は痛いかどうかというのですけれども、痛いかどうか他人には全然わかりません。手が麻痺しているかどうかというのは、客観的にわかるような感じがしますけれども、本人が痛がっているのだけれども、本当に痛いのか、痛がっているのか、ウソをついているのか、これをどうやって見分けるかは結構難しいです。普通は「おまえ、ウソつくんじゃないよ！」と言いがちですけれども、それではいけないのです。

本当に痛い場合には、この5段階に分けましょう。痛くて我慢ができない。涙がボロボロ出ます。これは本当に痛いですというと「5」にする。今日は痛みがまったくないというのは「0」にします。「1」というのは、ほんの少し痛いです。でも我慢できます。もうちょっと痛いです。「2」です。もっと痛いです。とても痛いです。これ以上の痛みは考えられないほど痛いです。「今日はどうですか？」「今、3かな？」「朝は2だったかな？」とこういうふうに言うと、本人の考えとしてはこうだなということがわかる。これが非常に大切だということで、この痛みのスケールというのが大切だということになりました。

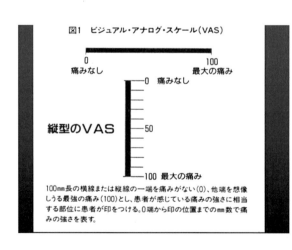

図1　ビジュアル・アナログ・スケール（VAS）

0　　　　　　100
痛みなし　　　最大の痛み

縦型のVAS

0　痛みなし
50
100　最大の痛み

100mm長の横線または縦線の一端を痛みがない（0）、他端を想像しうる最強の痛み（100）とし、患者が感じている痛みの強さに相当する部位に患者が印をつける。0端から印の位置までのmm数で痛みの強さを表す。

最近のカルテなんかにも書いてあるのですけれども、痛みを、ないのを「0」にして、最大を「100」にしようと言う。「88」と言ったってわからないですから、そうではなくて、せいぜい5段階で良いですよということです。

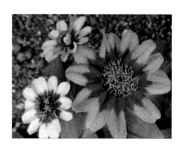

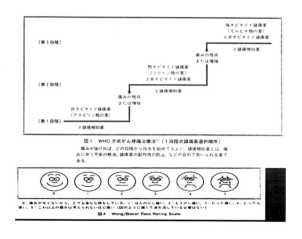

図1 WHO方式がん疼痛治療法[1]（3段階式鎮痛薬選択順序）
痛みが強ければ、どの段階から投与を始めてもよい。鎮痛補助薬とは、痛みに伴う不安の解消、鎮痛薬の副作用の防止、などの目的で用いられる薬である。

図4 Wong/Baker Face Rating Scale

　さあ、この痛みとの関係が出てくるのは、WHO方式のがん疼痛治療の場合です。痛みがない、そしてなおかつちょっと痛いときには、非麻薬であるアスピリン類を与薬する。アスピリン系はイギリスではすべての家庭に風邪薬として入っている。これは飲んでもべつに麻薬ではありません。

　それでも痛みが止まらない場合どうするか。日本だとすぐ「てめえ、根性がない。我慢しろ！」とか言うのですけれども、これは良いのですか。これがWHOの考え方で、そういう場合には弱い麻薬でコデイン類の麻薬を使って痛みを即取ってあげなさい。

　それでも痛い場合には、躊躇しないで強力なオピオイドであるモルヒネをあげなさい。これがWHO方式のがん疼痛治療法です。これが日本に翻訳されて入ってきました。

　麻薬なんか使ってだめだよね。そういう考えが日本にメインとしてあったのです。だから、「ちょっと我慢しろよ。おまえ昨日も痛いと言っていたじゃないか。今日もまた痛いのか？　ふざけてんじゃねえよ。根性狂ってるよ！ちょっと良い薬あげるから、どうだ？　これで」。「先生、治りました」「このウソつき！今あげたのは塩だ！おまえウソついていることがバレたじゃないか！」と、こんなことばかりやっていたのが、昭和40年以前の治療だったわけです。

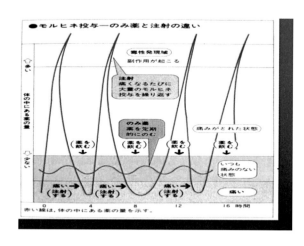

●モルヒネ投与—のみ薬と注射の違い

毒性発現域
副作用が起こる

注射
痛くなるたびに大量のモルヒネ投与を繰り返す

のみ薬
薬を定期的にのむ

痛みがとれた状態

薬を飲む　薬を飲む　薬を飲む　薬を飲む

いつも痛みのない状態

痛い

痛い（注射する）→痛い（注射する）→痛い（注射する）→

赤い線は、体の中にある薬の量を示す。

　ですから、痛いと言うと注射するのですけれども、注射すると薬が効いてその時は一時的に止まるのだけれども、今度薬の濃度が下るとまた痛くなるわけです。これやめよう。痛いの、痛くないのってこんなことやっていたらだめなので、ある一定の飲み薬で血中濃度を一定にする。そうすれば痛みを訴えなくなる。こういう考え方が出てきました。どんな痛みでもモルヒネ打ったら止まります。けれども、また3時間、4時間経つと、先生また痛いです。また我慢させたあとに、また打つと痛みが止まった。おいちょっと待てよ。今打ったのは食塩水だよ。おまえ、本気で痛くねえじゃねえかよと、こんなことばかりやっていたのです。これではいけません。本当

に痛みを止めるところの濃度にずっとしておいてあげるのが幸せではないのですか。こういうことを言うようなところが出てきました。

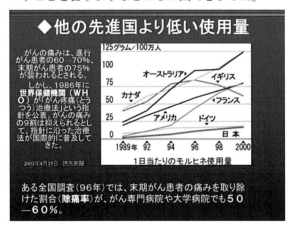

◆他の先進国より低い使用量

がんの痛みは、進行がん患者の60—70%、末期がん患者の75%が襲われるとされる。

しかし、1986年に世界保健機関（WHO）が「がん疼痛（とうつう）治療法」という指針を公表。がんの痛みの9割は抑えられるとして、指針に沿った治療法が国際的に普及してきた。

2003年4月15日　読売新聞

ある全国調査（96年）では、末期がん患者の痛みを取り除けた割合（除痛率）が、がん専門病院や大学病院でも50—60%。

そういうなかで、麻薬関係ですけれども、外国では凄く使っているわけです。日本だけは下のほうにずっといる。外国では痛いと言ったら、最初は麻薬でないものを打ちます。それでもだめだったらためらわずに軽い麻薬を打ちます。それでもだめだったらモルヒネを打ちますよというふうになっている。ウエッ！と日本人はみんな思いました。実際に全国調査で痛みを取るのはがん専門病院や大学病院でも、50〜60％で、あとは我慢させていると、これが日本の現状でした。

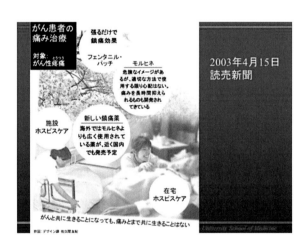

がん患者の痛み治療

対象：がん性疼痛

張るだけで鎮痛効果
フェンタニル・パッチ

モルヒネ
危険なイメージがあるが、適切な方法で使用する限り心配はない。痛みを長時間抑えられるものも開発されてきている

施設ホスピスケア

新しい鎮痛薬
海外ではモルヒネよりも広く使用されている薬が、近く国内でも発売予定

在宅ホスピスケア

がんと共に生きることになっても、痛みとまで共に生きることはない

2003年4月15日
読売新聞

それから、がんの患者さんが痛いと言ったら、それは新しい鎮痛薬でモルヒネではないけれども、そこに寄りかかるようにならない薬をまずあげる。それがだめだった場合には、貼るだけで効くようなフェンタニルとかパッチで痛みを取る。それでもだめなときは、躊躇せずモルヒネをあげる。こういう考え方が、在宅ケアが出てくるのと一緒に日本でも広まってきた。これが2003年ぐらいの新聞記事ですけれども、こういうふうにして、外国では全然違うよねということが言われるようになってきました。

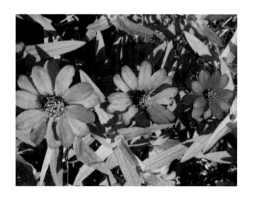

3，日本と外国の安楽死

（1）安楽死の違い

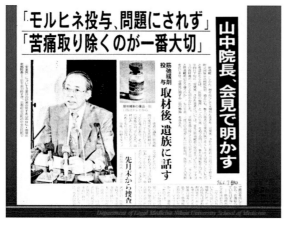

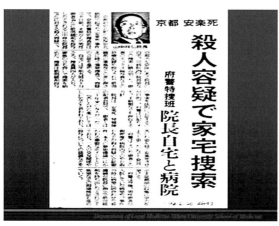

そういうなかで日本と外国の安楽死というのは全然違うということがわかってきました。例えば、京都の事件です。患者さんが痛いと言っているので、知っている患者さんだけれども、モルヒネを投与したら、全然問題にされなかった。なぜか。苦痛を取り除くのが一番大事だからと自分は思った。えっ！とみんな思いました。あるいはモルヒネとか筋弛緩剤を投与する。患者さんの痛みを取るのが当たり前ではないかと外国では言っているのですよ、まだ日本に広まっていないときにこの問題が起こってきました。1996年です。それでこれは、会見で明らかにしたのですけれども、すぐに京都府警は殺人容疑で家宅捜索。院長の自宅と病院を特別捜査班が家宅捜索した。これは許して良いのだろうかということになった。患者さんが知っている人で、長い付き合いで苦しんでいるのだから痛み止めをあげる。そして「痛い、痛い」と言っているのだから、なんとかしてあげたいと言っている。これをどうするか。というふうになっているときに、外国で起こってきたのが大変な事件であります。

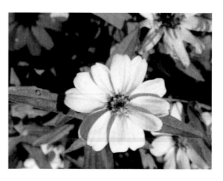

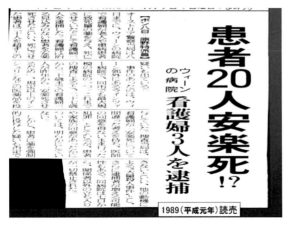

1989（平成元年）読売

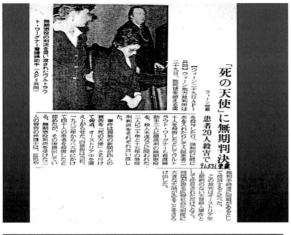

　患者さん 20 人を安楽死させた。えっ！老人や重病患者さんが入院しているウィーンの病院で、看護師さん 3 人が次々と患者さんに薬をあげて、安楽死させているのではないか。ということが 1989 年（平成元年）に新聞報道されました。

　つまり「死の天使」。普通看護師さんは「天使」と言われますけれども、死の天使。致死量を超える薬を次々とあげて患者さんを殺している。入院患者 20 人を殺害したとして、看護師 2 人に最高刑の無期懲役、殺人未遂などに問われた人には、20 年と 15 年の懲役判決が出た。これは許せないじゃないか。看護師さんが勝手にやっていいのかということが社会問題になってきました。

　それだけではありません。老人ら 10 人を殺害しています。ベルリンです。60 歳〜89 歳の患者さん 10 人に致死量の麻酔薬や筋弛緩剤を注射して殺害した疑い。看護師が勝手にやって良いのか。

　その病院では、薬剤がなくなるのでおかしいなということで、警察に捜査を依頼していた。盗まれた薬剤は 18 人〜20 人を殺害できる分量だといって余罪がもっとあるのではないかという。これはいけないです。やはり最終的には医療行為というのは、お医者さんが一人ではなくて、複数の専門家が判断して、この安楽死とか尊厳死の問題を考えてゆかなければいけないのではないですかということになってきました。

そこで有名な事件がカレン事件です。これは皆さんも頭に入れておいていただきたい。1975 年、古いです。カレン・クインランさんはアメリカですけれども、昏睡状態でニュージャージーの病院に、入院しました。友人たちとパーティでアルコールと一緒に過量の薬物を飲んでしまった。みんなでやってしまった。ところがそのあと、1975 年ですけれども、脳死臓器移植の問題も出てくるのですけれども、ハーバードの脳死基準にもまだ該当していないので、呼吸装置と管の栄養で 5 ヶ月間昏睡状態のまま生きていた。医師たちは呼吸装置を外せば死ぬだろうと思っていたけれども、意識が回復する希望のないまま、そのままになっていた。そこでカレンの両親は、冗談じゃない、自分の子どもが、意識がないままずっとそのまま呼吸装置と管の栄養で生きていて良いのですか。これではいけないじゃないですかと言って、それを外すように要求した。両親が人工呼吸器を外すように希望したのですけれども、これを認めてもらうためには裁判に訴えようということになりまして、1976 年、ニュージャージー州の最高裁判決によって認められました。何が認められたか。実は人工呼吸器を外したら、なんと、自発呼吸が回復してきて、そのあと 9 年間生きている。カレン事件というのはみんな死んだと思っているけれども、ウソなのです。人工呼吸器を外して良いかどうかという裁判をやったのです。ここのところを皆さん間違っています。

ニュージャージー州の最高裁判所はひっくり返して何を決めたかと言うと、人工呼吸装置を外すことに関する監視者としてカレンの父親を指定する。要するに人工呼吸器は誰の管理下にあるかということを訴えたわけです。お医者さんですか、カレンさんのお父さんですかと訴えたわけです。そうしたら、下級裁判所ではお医者さんですと言ったけれども、ニュージャージー州の最高裁判所は両親に、特にカレンさんのお父さんが監視者として適切ですと決定した。これで決まったわけです。

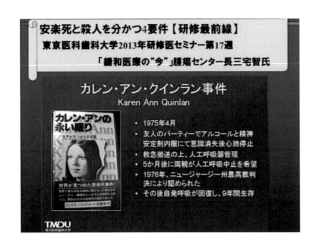

そこでお父さんは、思うとおりやって良いということで人工呼吸器を外したら、なんと、カレンさんはその後、実は自発呼吸があった。人工呼吸器を付けていることが間違いだったのです。なんと、その後9年間も生きたのです。今度は生きている人に薬をあげて殺したら、これは殺人です。このカレン事件というのは、安楽死を認めた判決と誤解していますが、呼吸管理の管理者は両親の、特に父親ですよということを決めただけです。安楽死を認めたわけではないのです。そうしたら、外したら呼吸が回復して9年間も生きていた。つまり、お医者さんが誤診をしていたということです。こういう本当の事件の話を知っている人はほとんどいない。カレン事件で安楽死が認められたとウソを教えている人が結構多いのですけれども、それはいけません。

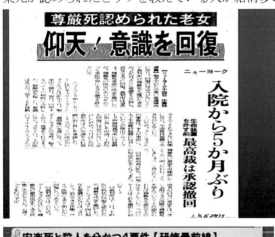

ほかにもあるのです。これは尊厳死を認めるかどうかという問題です。アメリカという国は州によって色々と違うのですけれども、尊厳死を認められたというので、生命装置を外す前にどうするかということになるのですけれども、入院から5ヶ月ぶりに意識を回復してしまったという人もいます。

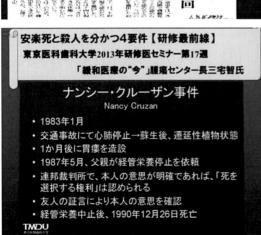

それからさらに、ナンシー・クルーザン事件です。安楽死と殺人の違いです。交通事故で心肺停止になって植物状態になった。ところが1ヶ月後に胃ろうをつくったのですけれども、父親が経管栄養はやめてくださいと言った。本人の意思が明確であれば、死を選択する権利は認められるけれども、友人の証言により本人はそういうふうにいつも言っていましたよということでわかった。そして経管

29

栄養を中止した。これで即死にはなりません、経管栄養をやめただけですから。そしてそのあとに亡くなった。これは殺人でもほかのものとは違うのですよということです。

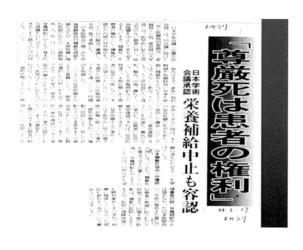

日本学術会議も尊厳死は患者さんの権利であると言って、栄養補給の中止は本人も希望し、家族もそれを認めている場合には、それは尊厳死とか安楽死ではありませんよということを認めています（1994）。ですから必ず点滴をして、栄養を補給しなければいけないということではない。あるいは、人工呼吸器も全部付けなければいけないということでもないということになってきました。

（2）オランダの安楽死法案

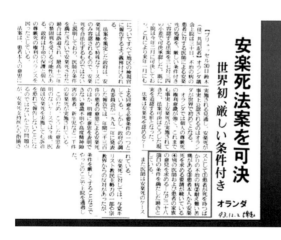

そういうなかで、オランダが安楽死法案を可決というふうに言っていますけれども、これが大きな間違いの大ウソつきの"マスゴミ"と言うのです。オランダは安楽死法案なんか可決しておりません。こんなばかなことを言っているのを"マスゴミ"と言います。なんでこんなことを間違えるのだろうか。内容をよく読んでいないからです。さも安楽死法案が通ったというふうに言っているけれどもウソです。

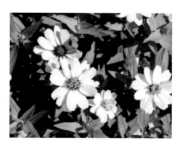

30

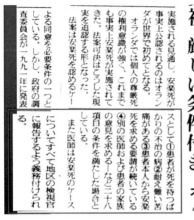

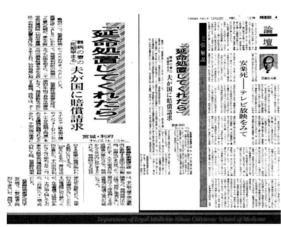

よく見てみるとわかります。患者さんが死を待つばかりの不治の病である。これはわかります。耐えがたい苦痛がある。これもわかります。患者さん本人から安楽死を求める要請が続いている。生きているときに意思表示がある。これもわかります。別の医師および患者の家族の意見を求めるなど、28項目の条件を満たした場合にやっていいですよ。薬をやってください。心臓が止まってもいいですよと言っているか。医師も複数の専門家が良いと言っているか。ただし、そこで終わりではないのです。そこに何が書いてあるか。

医師は安楽死のケースについて、すべて地区の検視官に報告するように義務付けられている。だから安楽死で終わりではないのです。それを全部届けるのです。28項目を全部クリアしているということを認めたときに、それが認められる。これは安楽死法案ですか。ニュースの題目と中身が違うのです。このことを忘れてはいけません。即安楽死オーケーではないのです。これは検視官のところに報告して、検視官が28項目全部クリアして、専門家のドクターも二人共責任を持ってやりますと言って、それで初めて認められる。こういう法案なのです。こういうことを知っておいていただきたい。よく安楽死法案と言うのですけれども、これはちょっと言いすぎではないですかと、私は思っております。

実際この安楽死法案の内容はすごいのです。生きていてデパートに行っているのです。デパートに行った翌日に薬を注射して死んでいるのです。これを全部テレビ中継で放映したのです。28項目クリアしています。これを見て延命処置してくれたらもっと助かったのではないかということを言うようになってきた。だからテレビで言っているのは、本当に致命的な致死的な状況まできているというのではないのです、オランダの場合には。がんで死にますというのがあれば良い。前の日買い物行っているのですから。その人に翌日は全部手続きが終わりました。今から注射します。ビューッと注射して終わりです。こんなので本当に良いのだろうかというふうになってきています。だから皆さんが考えている安楽死と安楽死法案は全然違うということを覚えておいていただきたい。

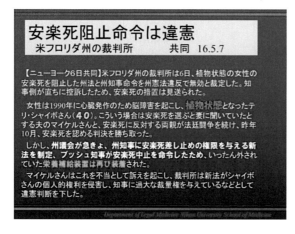

安楽死、昨年1815件　オランダ
共同　16.5.28

【ブリュッセル27日共同】安楽死が合法化されているオランダの保健省は27日、昨年実施された安楽死は1815件だったと発表した。

2001年は2054件で、02年は1882件で年々減少しており、医師が法律で定められた安楽死実施の要件を厳密に守っている結果とみられる。

オランダは02年4月、国家レベルとしては世界で初めて安楽死を合法化したが、合法化前から事実上安楽死が認められていた。

医師は事後に、医師や法律家で構成する評価委員会に報告することが義務付けられている。

1年間で大体1815件の安楽死があったと言われていますけれども、昔はもっと多かったという。けれども、それを隠すのはよくないということで、表立って全部届け出をするようになって、認められたのが1815件である。この法律は国家レベルとしては世界で初めて安楽死を合法化したのだけれどもと言っているが、ただオッケーと言っているわけではないということです。

(3) アメリカの安楽死

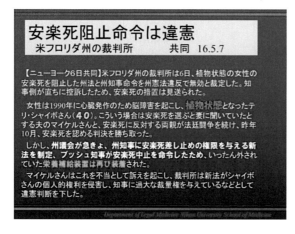

安楽死阻止命令は違憲
米フロリダ州の裁判所　共同　16.5.7

【ニューヨーク6日共同】米フロリダ州の裁判所は6日、植物状態の女性の安楽死を阻止した州法と州知事命令を州憲法違反で無効と裁定した。知事側が直ちに控訴したため、安楽死の措置は見送られた。

女性は1990年に心臓発作のため脳障害を起こし、植物状態となったテリ・シャイボさん（40）。こういう場合は安楽死を選ぶと妻に聞いていたとする夫のマイケルさんと、安楽死に反対する両親が法廷闘争を続け、昨年10月、安楽死を認める判決を勝ち取った。

しかし、州議会が急きょ、州知事に安楽死差し止めの権限を与える新法を制定、ブッシュ知事が安楽死中止を命令したため、いったん外されていた栄養補給装置は再び装着された。

マイケルさんはこれを不当として訴えを起こし、裁判所は新法がシャイボさんの個人的権利を侵害し、知事に過大な裁量権を与えているなどとして違憲判断を下した。

アメリカでは州によって色々違うのですけれども、安楽死阻止命令は憲法違反かどうかとか、色々出てくるのです。植物状態になった40歳の人ですけれども、こういう場合には安楽死を選ぶと妻に聞いていたとする旦那さんと、安楽死に反対する両親が法廷闘争を続けて、両親と旦那さんの意見が違う。これはだめです。ですから肉親が全部一致していて、なおかつそういうふうにして合意していなければいけないということで、これをどうするか。アメリカでは州によって違う。安楽死法を支持しますという州もあるし、オレゴン州は安楽死法を米国で唯一認めているというけれども、安楽死法の中身はどうだったのかというのを、もっと詳しく見てみる必要があります。

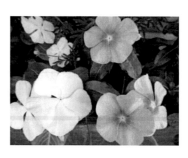

全米唯一の安楽死法を支持　連邦高裁、政府介入を否定　　　　　共同　16.5.27

【ロサンゼルス26日共同】末期患者の自殺ほう助を認めた米オレゴン州の「尊厳死（安楽死）法」の合法性が争われた裁判で、サンフランシスコ連邦高裁は26日、州の安楽死の合法性を認め、米政府の上訴を棄却した。米メディアによると、オレゴン州の安楽死は米国で唯一のもので、判決は連邦政府の介入権限を否定した。

判決は「安楽死はオレゴンで歴史的に認められてきた医療行為」と認定、「（安楽死に関与した医師を処罰しようとした）連邦司法長官には州の医療行為に一方的に干渉する権限はない」とした。連邦政府側がさらに上訴するかどうかは未定。

オレゴンの安楽死法は、2人の医師が余命半年以内と診断し本人の意思が確認できる末期患者への、投薬による自殺ほう助を認めており、1997年に州住民投票で可決された。以来、約170人が安楽死している。

アシュクロフト連邦司法長官は2001年、投薬した医師の薬品処方免許を取り消す措置を表明。裁判ではこの措置と安楽死法の合法性を連邦と州の双方が争ってきた。

オレゴン州の安楽死法は、2人の医師が余命半年以内と診断し、本人の意思が確認できる末期患者への投薬による自殺幇助を認めている。約170人が安楽死している。じゃあ、オランダのようにデパートに買い物に行って翌日で良いのですか。余命が半年以内と診断できるのですか。こういうことになってきます。ですから運用するところで大きく異なり、実際どうなのかというのは大きな問題です。

あるいは栄養補給装置を外すということは、べつにこれは安楽死でもなんでもない。これは本人の意思があれば、そういうのを入れないでくれと言っているだけです。こういうところで揉めたりしています。

尊厳死論議の米女性死亡　栄養補給装置外して１４日目　(1)　共同通信　17.4.1

【ニューヨーク３１日共同】約15年間にわたり植物状態が続き、尊厳死の是非をめぐり全米で論議となった米フロリダ州の女性テリ・シャイボさん（４１）が31日午前（日本時間同日深夜）、収容されていた同州ピネラスパークのホスピスで死亡した。

延命を求めていたテリさんの両親の相談相手となっていた宗教関係者が明らかにした。栄養補給装置を18日に取り外してから14日目だった。

テリさんをめぐっては、宗教右派が尊厳死阻止を求める運動を展開。これを受ける形でブッシュ大統領も延命を求める意向を示したほか、連邦議会が延命を目指す新法を成立させるなどしていたが、本人が過去に示した意向に基づき尊厳死させるべきだとするマイケルさんの主張を認める司法判断が続いていた。

テリさんは1990年に脳障害を起こし、医師に植物状態と診断された。これに対しテリさんの両親らは「治療の余地がある」として延命を求め、マイケルさんとの法廷闘争が続いていた。

尊厳死の女性、解剖へ　「植物状態」を確認　(2)　　　　　共同通信　17.4.1

【ニューヨーク３１日共同】尊厳死の是非をめぐり全米の注目を集め、栄養補給装置を外して14日目の3月31日に死亡したフロリダ州の女性テリ・シャイボさん（４１）の遺体が同日、夫のマイケルさん側の意向を受け、同州ピネラス郡検視官事務所で解剖されることになった。

マイケルさんの代理人のフェロス弁護士によると、テリさんが「植物状態」だったことをさらに明確にするのが目的。また、延命を求めていたテリさんの両親がマイケルさんによる身体的虐待行為を示唆していたことから、暴行などの痕跡がないことを確認する。

解剖は通常の法医学上の手続きやエックス線検査に加え、神経病理学の専門家も加わり実施。結果は数週間後に公表される見通し。

同弁護士は遺体を火葬すると述べたが、カトリック教徒の両親側は土葬を求めているという。

Department of Legal Medicine Nihon University School of Medicine

植物状態になっている場合、延命を求めていた両親らが身体的虐待行為を示唆している。あるいは暴行などの痕跡があるかないかのチェックをしないといけないとか、そういうことで、亡くなったときに解剖して全部やる。遺体を火葬すると述べたが、カトリック教徒の両親側は土葬を求めている。

日本は火葬が当たり前になっていますけれども、ヨーロッパでは土葬が基本である地域もあります。フランスも土葬が基本です。チャップリンが九十何歳で亡くなっているのですけれども、そのときにつくった子どもかどうかというので、じゃあ、調べてみよう、チャップリンの試料がないというので、チャップリンの土葬したご遺体を掘り起こして、チャップリンからDNAを取って調べたら、チャップリンの子どもではなかった。こういう調査ができるのです。フラ

ンスでは土葬です。ドイツも土葬が多いのです。アメリカの場合には、宗教によって土葬と火葬が分かれてくる。

　イスラム教は火葬を絶対しません。これは来週また海外旅行と病気のところでもお話しますけれども、イスラムで火葬するのは物凄く悪いことをやった人を火あぶりの刑にする。そのためにやる。火葬なんか絶対してはいけませんというのは、実は世界のあちこちで揉めている原因になっています。これは来週お話しいたします。

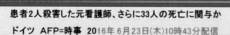

患者2人殺害した元看護師、さらに33人の死亡に関与か

ドイツ AFP＝時事 2016年6月23日(木)10時43分配信

【AFP＝時事】ドイツで勤務先の病院の患者2人を殺害したとして昨年に有罪が確定している元看護師の男が、さらに少なくとも33人の殺害に関与した疑いのあることが22日分かった。捜査当局が明らかにした。事実であれば戦後ドイツで最悪規模の連続殺人犯になるという。

ドイツ北西部オルデンブルクの裁判所に出廷し、顔を隠す元看護師の「ニールス・H」被告。(2015年2月26日撮影)。

この男は北部ブレーメン近郊のデルメンホルスト病院で看護師として勤めていた「ニールス・H」受刑者(39)。集中治療を受けていた患者2人の殺人と同3人の殺人未遂で終身刑を言い渡され、2015年2月から収監されている。ニールス受刑者は以前からデルメンホルスト病院で致死量の薬剤を投与して患者30人以上を殺害したと主張していたが、同病院の患者だった99人の遺体を掘り起こして調査したところ、少なくとも33人が同受刑者による薬剤投与で死亡した可能性があることが判明した。

　皆さんが常識と思っているようなことが、実際にそうかどうか。特にここに書いてありますように、患者さん2人を殺害したと言っている元看護師の男が、さらに33人を殺しているのではないか。そういうことがわかってきた。大変です。火葬していたら証拠隠滅で何も残っていない。戦後ドイツで最大規模の連続殺人犯になるのではないか。本当だろうか。3人の殺人未遂で終身刑になっていた人ですけれども、なんと、致死量の薬剤を投与して、30人以上殺害したと主張している人がいる。99人の遺体を掘り起こして調査したところ、少なくとも33人が薬剤投与で死亡した可能性があることが判明した。土葬だからわかることです。日本みたいに火葬してしまうと、最近問題になっているALSの関係の人がいますけれども、医師2人がお母さんと組んで、身内を殺したのではないかと言われているけれども、火葬されてしまっている。だからこの土葬というのと火葬という違いが大きくあるということも知っておく必要あります。

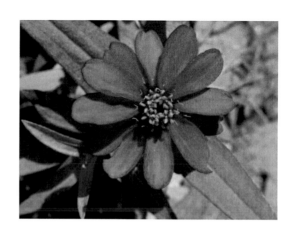

(4) 日本の安楽死事件

呼吸器外し事件、「誰でも良かった」
TBS　16.7.7

滋賀県にある病院で、人工呼吸器を外して患者を殺したとして、看護助手が逮捕されました。動機は、「病院を困らせるためで、殺すのは誰でも良かった」という、あまりにも身勝手なものでした。
滋賀県湖東町の湖東記念病院。地域の中核医療施設であるこの病院で、去年5月、当時72歳の入院患者の人工呼吸器が外れ、患者が死亡しました。当初、患者が誤って外した事故の可能性もあると見られていましたが、警察の捜査によってある事実が浮かび上がります。
【呼吸器の警報音】
病院で使われていた人工呼吸器は、管が外れると警報音が鳴る仕組みになっています。ところが警察の調べでは、事件当時、警報音を聞いた人はいませんでした。このため警察は、何者かが事件の発覚を遅らせるために警報装置を解除し、意図的に人工呼吸器を外したとして捜査を進めていました。
そして6日、病院に看護助手として勤務していた西山美香容疑者(24)が逮捕されました。西山容疑者は、給与や勤務体制など病院の待遇に不満を持ち、それをはらすために犯行に及んだということで、調べに対しては「誰でも良かった」と供述しているとのことです。西山容疑者は、高校卒業後、看護助手となり、事件の半年前には県内の別の病院を辞め、湖東記念病院で働き始めたばかりでした。

容疑の看護助手、「呼吸器アラーム鳴らないよう操作」
朝日16.7.7

滋賀県湖東町の医療法人社団絋(すばる)会「湖東記念病院」で昨年5月、入院していた男性患者(当時72)が人工呼吸器を外されて死亡した事件で、殺人容疑で逮捕された看護助手西山美香容疑者(24)=同県彦根市西葛籠町=が同県警の調べに対し「人工呼吸器の管を外した際にアラームが鳴らないように操作した」と供述していることが分かった。県は7日、遺体を病院へ派遣し、関係者から事情を聞いている。
県警などによると、装着されていた人工呼吸器は、管が外れるとアラームが鳴り、スイッチを押すと一時的に音は消えるが、外れたままだと再び鳴り始める仕組みになっているという。しかし、西山容疑者が呼吸器を外した昨年5月22日午前4時過ぎ、同じ病棟で勤務していた職員らは「アラームは聞こえなかった」と証言。男性の病室はナースステーションの向かいだったが、当直の看護師2人もアラームには気づかなかったという。
県警は事件発生当初、人工呼吸器の故障による事故の可能性もあるとみて、鑑定を京都大に依頼したところ、誤作動などの可能性はないとの回答を得た。このため、人為的に引き起こされた事件との見方を強め、西山容疑者を含む当直者らから事情を聴いていた。西山容疑者は、人工呼吸器の消音スイッチか、音量のつまみを操作したとみられる。
一方、動機について西山容疑者は「賃金は良かったが、労働環境が悪かった」などと話しているといい、県警は、西山容疑者の勤務実態などについても関係者から事情を聴く。

具体的な安楽死事件について少しお話をしてゆきます。有名な事件としては、呼吸器を外した事件で、「誰でもよかったけれども、殺したかった」と言った。これは滋賀県の病院の人工呼吸器を外して患者さんを殺したという事件です。こう言われています。病院に看護助手として勤務していたこの人ですけれども、名前も出てくるし顔写真も全部出てきました。何をやった。給与や勤務体制など、病院の待遇に不満を持って、それを晴らすために犯行に及んだということで、誰でもよかったという。あの人をやりました。とんでもない人が出てきた。高校卒業後看護助手となり、事件の半年前に県内の別の病院を辞めて、この病院に働き始めたばかりであった。電源切ったりしますと呼吸器のアラームが鳴るようになっているのですけれども、容疑の看護助手は、アラームが鳴らないように操作したのではないか。アラームは聞こえなかった。そこで人工呼吸器の故障による事故の可能性もあるとみて、鑑定を京都大学に依頼したところ、誤作動などの可能性はないとの回答を得た。そうすると、当直者らから事情を聴いていると、人工呼吸器の消音スイッチか、音量のつまみを操作したとみられると書いてある。

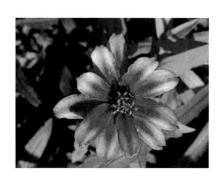

呼吸器外し殺人、元看護助手の女に懲役１２年判決

読売　17. 11. 29

滋賀県東近江市の湖東記念病院で２００３年５月、男性入院患者（当時７２歳）の人工呼吸器を外し、殺害したとして、殺人罪に問われた同県彦根市西葛籠町、同病院元看護助手、西山美香被告（２５）の判決が２９日、大津地裁であった。

長井秀典裁判長は「動機は極めて身勝手、自己本位で、医療従事者に対する社会の信頼を著しく損なった」として、懲役１２年（求刑・懲役１３年）を言い渡した。

判決によると、西山被告は、看護師からしっ責を受けるなどしたことに不満を募らせ、事故に見せかけて男性患者の殺害を計画。０３年５月２２日未明、人工呼吸器のチューブを引き抜き、急性低酸素状態で死亡させた。

再審無罪の西山さんに刑事補償5997万円　上限額認める、湖東病院患者死亡で大津地裁

2020. 10. 28京都

滋賀県東近江市の湖東記念病院で2003年に患者を死亡させたとして、殺人罪で懲役12年の判決が確定し服役後、今年3月に再審無罪判決（確定）を受けた元看護助手西山美香さん（40）＝彦根市＝に対し、大津地裁は27日、刑事補償法に基づく補償金5997万5千円を交付する決定をした。西山さんが請求した上限額を認めた。西山さんは04年に県警に逮捕されてから、17年に刑務所を満期出所するまでの4798日を拘束期間とし、1日当たりの請求上限額の1万2500円を掛けた額（5997万5千円）を、8月1日付で同地裁に請求していた。

請求書では、西山さんは県警による違法不当な取り調べて虚偽の自白をさせられ、20、30代の長期間、身柄拘束されたとし、「結婚、出産、キャリアアップなどの機会を丸ごと奪われた」と強調。

呼吸器外しの殺人罪として、懲役12年の判決が出た。動機は極めて身勝手、自己本位で医療従事者、患者に対する社会の信頼を著しく損なった。元看護助手ですけれども、それが患者さんを殺したということになりました。懲役12年、求刑懲役13年。実は上司から叱責を受けるなどしたことに不満を募らせて、事故に見せかけ男性患者の殺害を計画したのではないかということで悪意がある。

実際患者を死亡させたとして懲役12年の判決が確定して服役したのですけれども、そのあと出てきて、再審無罪判決が出た（2020年3月）。えっ！なんなんだ、あの報道は。全部ウソだった。そこで大津地裁は、再審無罪が出たわけですから、刑事訴訟法に基づく刑事補償金、5,997万5000円を交付した。一日最高1万2500円×12年間。県警による違法不当な取り調べで虚偽の自白をさせられて、20代、30代の長期間、身柄拘束されて、結婚・出産・キャリアアップなどの機会を丸ごと奪われてしまった。こんなので良いのですか。こんな日本の刑事裁判で良いのですか、ということになった。再審無罪になった。悪いことをしたら謝りなさいよ、警察官、何やっていたの。ということで、今現在、国と県に4300万円の損害賠償を求めて提訴した。結果がどうなるか。前の刑事補償は再審無罪になったので補償されます。無罪が出たわけですから。そうしたら有罪にした関係者は、どういう悪意をもって悪いことしたのだろうかということで民事裁判が進行しています。

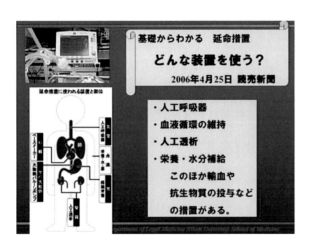

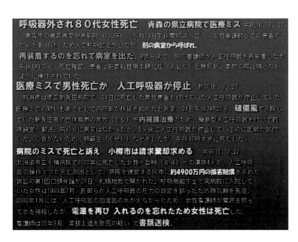

この現状を見ますと、2021年3月ですから、この新聞記事はなんだった。警察の言いなりで、個人のプライバシーを侵害しているじゃないの。患者だったら誰でもいいなんて言っていない。それを全部そういうふうに言ったことにでっちあげをしたというふうに、再審裁判で認められている。こんなことで良いのでしょうかというふうになった。

そこで実際の現場を見てみる必要がありますけれども、どんな装置を使うのだろうか。人工呼吸器・ペースメーカー・大動脈バルーンポンプ、あるいは色々なものが使われます。今人工的なものはたくさんあります。人工透析もあります。輸血・抗生物質の投与、色々あります。

そういうなかで、どんなものが問題になっているのだろうか。80代の女性が死亡した。呼吸器外されたのだけれども、別の病室から呼ばれて、再装着するのを忘れて病室を出た。明かな医療ミスではないですか。これは安楽死と関係ないじゃないですか。実際にそれ以外にもいっぱいあります。医療ミスで男性死亡か。人工呼吸器が停止している。破傷風で入院していたけれども、69歳の男性。内視鏡治療のため、簡易型人工呼吸器をつけて内視鏡室へ搬送した。異状はなかったが、5分後に人工呼吸器が停止しているのに医師が気付いた。なんで人工呼吸器が停止しているの

に気づかなかった？　もし切れたらそこでピッピッという警告音がならなければいけないじゃないですか。しかし気付いたのは5分後。心音がないため心肺蘇生などしたが死んだ。明かな医療ミスではないですか。病院のミスで死亡と訴え、小樽市では請求棄却を求めた。何か。呼吸機能不全で入院していた女性だけれども、人工呼吸器の圧力の設定を誤ったため、肺気腫を発症した。そして加湿器の水が少なかったために、電源を切って水を補給したけれども、電源を再び入れるのを忘れたために女性は死亡した。明らかな医療ミスではないですか。こんなものを安楽死と一緒にしてはいけません。

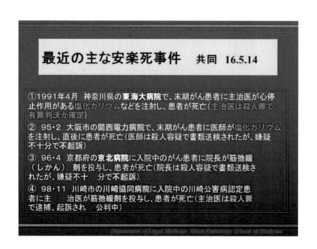

実際の安楽死は東海大学のさっきのケース。主治医が心停止をする可能性の強い、塩化カリウムなどを注射して、これは殺人罪です。実際に懲役刑になりました。あるいは関西電力病院でも塩化カリウムを注射した。しかしこちらのほうはなぜか不起訴。京都府の筋弛緩剤を投与した。これも不起訴。

川崎協同病院のケースでは、殺人罪で公判中となっていましたけれども、そのあとどんどん進行しまして、結局気管内チューブを抜いたうえに、それでも死なないというので、筋弛緩剤を投与して殺したということで、元呼吸器内科部長、女性ですけれども、懲役3年、執行猶予5年。求刑は懲役5年でしたけれども、判決が言い渡された。家族の依頼がないのに抜管した。患者が苦しみ出したために、筋弛緩剤で窒息死させた。これは許せないのではないですか、ということになった。しかしながら、治療に最善を尽くし回復を待つべき段階だった。医師が自分で考える自然なかたちの看取りにしたいという気持ちを前から抱いていたのではないだろうか。こんなことで良いのだろうかということで、これは有罪。そこへ私のアドバイスを受けた日本大学の片山教授が、実は鑑定意見書も出しています。この患者さんはどうだったのか。即死になったのかどうかということで意見書を出しています。

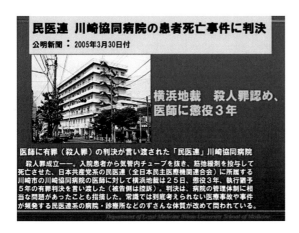

それについて、積極的な安楽死の場合の横浜地裁での東海大学事件で出したこの4項目ですけれども、それと合わせて考えてゆく必要がある。実際には意識がない状態であって、苦痛を感じていない。耐え難い苦痛があると認められない。口内のチューブがあれば死亡する可能性はない。チューブを再挿入するという手段もあった。意思表示をできる状態にもない。これでは全部だめではないですか。

ということで、この川崎協同病院の判決、大きな病院ですけれども、民医連の病院です。実際殺人罪を認めて懲役3年（執行猶予5年）となりました。民医連としても放っておくわけにゆかないということになりました。そのあとで医療倫理委員会を設けて、終末期医療についての指針をまとめて、積極的安楽死は禁止する、やってはいけない。ただし、患者さんの

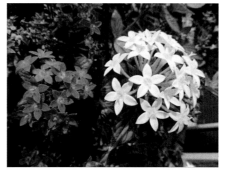

苦痛を緩和した結果、死期が早まる間接的安楽死や尊厳死は容認した。ただし、その場合には容態の判定や患者の意思表示の方法を厳格に決めた。これはそのとおりです。主治医と科、グループの異なる複数の医師による判定が必要である。そしてその人たちが信頼できるという証言を求めることができる。看護師や医療ソーシャルワーカーも積極的に関与する。そういうことにして、人工呼吸器の停止や気管内チューブの抜管は、医療倫理委員会に申請して、病院長の承認が得られなければいけませんと、ちょっと厳しくした。こういうことであります。

＜川崎筋弛緩剤事件＞有罪判決の元医師が控訴　毎日　17.3.25

入院中のぜんそく患者（当時58歳）の気管内チューブを抜き、筋弛緩（しかん）剤を投与して死亡させた殺人罪で25日、横浜地裁に懲役3年執行猶予5年の有罪判決を言い渡された川崎協同病院（川崎市）の元医師、須田セツ子被告（50）は即日控訴。ロースクール教授

判決で「（被告の行為は）許される一線を逸脱している」と広瀬健二裁判長は須田被告の独善をとがめた。その一方、終末期医療で主治医が複数の医師らと治療方針を話し合うチーム医療が確立していなかった当時の同病院の体制を事件の遠因にあったとも指摘した。同病院は02年4月の事件公表後、医師や看護師に弁護士ら第三者を加えた医療倫理委員会を設け、終末医療についての指針をまとめた。指針では筋弛緩剤やカリウム製剤を投与する「積極的安楽死」を禁止した。末期状態の患者の苦痛を緩和した結果、死期が早まる「間接的安楽死」や「尊厳死」は容認したが、容体の判定や患者の意思確認の方法を厳格に定めた。　具体的には▽主治医や主治医と科、グループの異なる複数医師による判定▽患者の文書か口頭による意思表示を原則とし、家族や友人など信頼できる証言も認める▽看護師や医療ソーシャルワーカーも積極的に関与する――などとした。人工呼吸器の停止、気管内チューブの抜管は医療倫理委に申請して病院長の承認を得ることを定めた。

女医の有罪確定へ＝川崎協同病院事件－尊厳死の要件示さず・最高裁　時事通信　21.12.9

川崎市の川崎協同病院で1998年、意識不明の男性＝当時（58）＝から気道を確保するためのチューブを抜き、筋弛緩（しかん）剤を投与して死なせたとして、殺人罪に問われた医師須田セツ子被告（55）について、最高裁第3小法廷（田原睦夫裁判長）は7日付で、上告を棄却する決定をした。懲役1年6月、執行猶予3年とした二審判決が確定する。

一審：懲役3年（執行猶予5年）　　**23. 9. 29　医業停止2年の行政処分**

最高裁が終末期医療をめぐる医師の刑事事件で判断したのは初めて。どのような要件があれば法律上、延命治療中止が許されるのかという基準は示されなかった。

同小法廷は、男性が脳波の検査を受けておらず、発症から2週間しかたっていなかったことから、「回復可能性や余命について的確に判断できる状況ではなかった」とした。また、チューブの抜管は家族の要

一審が終わるや否や家族は病院から5000万円の損害賠償金を受け取り、病院は保険金請求に応じない保険会社に支払いを求めて、現在も民事裁判にて係争中

筋弛緩剤投与　日テレ

2009年12月の有罪確定から2年近くも放置していて、なぜ突然2週間足らずで診療停止を余儀なくされるのか疑義を呈する

に筋弛緩（しかん）剤を投与して死亡させたとして、殺人罪に問われた元主治医の裁判で、最高裁は上告を退ける決定をした。懲役1年6か月、執行猶予3年の有罪判決が確定する。決定は7日付。

映像はⒹ：ドキュメント２、リアルプレイヤー

神奈川県の川崎協同病院に勤務していた須田セツ子被告は98年、入院中の男性患者の気管内チューブを抜き、筋弛緩剤を注射して窒息死させたとして、殺人罪に問われていた。一・二審とも殺人罪の成立を認めたのに対し、無罪を主張する須田被告が上告していた。　23. 9. 29医業停止2年の行政処分

最高裁は「被害者の病状について適切な情報が伝えられた上で、気管内チューブが抜かれたわけではない」と指摘した。その上で、「管を抜いた行為は、法律上許される治療の中止に当たらない」として上告を退けた。　決定を受け、須田被告は「司法判断なので受け止めていかないといけないが、どうしても自分の中では犯罪とは思えない」と話している。

この広瀬裁判長ですけれども、この人はその後どうなったのか。実はある大学のロースクールの教授になっている。この安楽死のことを考えると、やはり過去の論文を全部読まなくてはいけませんので、ロースクールに呼ばれてくるようなレベルになってきます。その後控訴審の懲役1年6月、執行猶予3年というのが確定しました。ちょっと軽くなって執行猶予が付きましたけれども、懲役1年6月。これが出るとどうなるか。一審は懲役3年だったけれども、ちょっと軽くなりました。そうしますと、そのあと家族は病院から5000万円の損害賠償金を受け取り、病院は保険金請求に応じない保険会社に支払いを求めて、民事裁判をやっている。このお金が出るかどうか揉めている。

それ以外に医師が懲役刑になりますから、医療停止2年の行政処分が突然決まりました。これで女医さんは怒ってしまいました。判決が出てすぐに業務停止だったら良いけれども、しばらく経って別の病院で医療をやっていたわけです。この病院もクビになり辞めましたので、別の病院で医療やっているときに、今度は医師免許剥奪、業務停止2年となりました。これはちょっと急じゃないのと言って怒っていましたけれども、怒る理由なんかありません。行政処分は前にもお話ししましたように、刑事処分で禁錮刑以上になった場合には、まずこれは業務停止がくるのは常識であります。有罪確定から2年近くも放置していて、なぜ突然2週間足らずで急に診療停止

になるのか。なんで予め教えてくれないのというふうに言っていますけれども、これは前科のある人の言い分であって、正当ではありません。全体をまとめるとこんなふうになります。ですから懲役刑が確定して、そのあと業務停止がくる。こういうことになります。

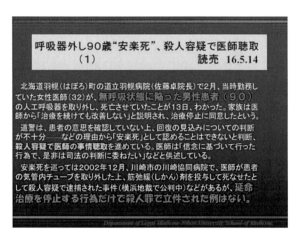

呼吸器外し90歳"安楽死"、殺人容疑で医師聴取（1）　読売 16.5.14

北海道羽幌（はぼろ）町の道立羽幌病院（佐藤卓院長）で2月、当時勤務していた女性医師（32）が、無呼吸状態に陥った男性患者（90）の人工呼吸器を取り外し、死亡させていたことが13日、わかった。家族は医師から「治療を続けても改善しない」と説明され、治療停止に同意したという。
道警は、患者の意思を確認していない上、回復の見込みについての判断が不十分——などの理由から「安楽死」として認めることはできないと判断、殺人容疑で医師の事情聴取を進めている。医師は「信念に基づいて行った行為で、是非は司法の判断に委ねたい」などと供述している。
安楽死を巡っては2002年12月、川崎市の川崎協同病院で、医師が患者の気管内チューブを取り外した上、筋弛緩（しかん）剤を投与して死なせたとして殺人容疑で逮捕された事件（横浜地裁で公判中）などがあるが、延命治療を停止する行為だけで殺人罪で立件された例はない。

さあ、先ほどの北海道のケースですけれども、羽幌町のケースどうなったか。延命治療を停止する行為だけで殺人罪が立件された例は今までないけれども、病院はどうするのか。病院では記者会見もしました。

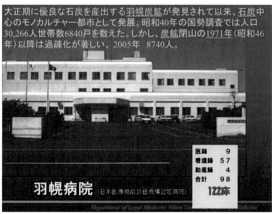

大正期に優良な石炭を産出する羽幌炭鉱が発見されて以来、石炭中心のモノカルチャー都市として発展。昭和40年の国勢調査では人口30,266人世帯数6840戸を数えた。しかし、炭鉱閉山の1971年（昭和46年）以降は過疎化が著しい。2005年　8740人。

羽幌病院（日本医療機能評価機構認定病院）

医師　　9
看護師　57
助産師　4
合計　　98
122床

病院はそれなりのしっかりした病院です。羽幌ってどこ？　となります。日本医療評価機構からも認定されている病院です。お医者さんの数は9人、看護師さん57人、122床ですからしっかりした道立病院です。問題はその場所です。羽幌炭鉱が発見されて以来、石炭中心のモノカルチャー都市として発展したけれども、炭鉱閉山の翌年から過疎化が著しい。

さあ、本人の生前の意思を確認していない。脳死状態かどうかについても医師が1時間診ただけで良いのですかというようになってきた。これはちょっと見捨てるわけにいかないじゃないのということになってきました。

呼吸器外し90歳"安楽死"、殺人容疑で医師聴取（2）　読売 16.5.14

関係者によると、男性患者は2月14日昼、食事をのどに詰まらせ、心肺停止状態で搬送された。医師の蘇生（そせい）措置により、心臓は再び動き出したが、自発呼吸は戻らず、意識不明のまま人工呼吸器を装着された。
「患者は脳死状態」との説明を受け、患者の長男（67）ら親族が相談し、治療停止の希望を医師に伝えたため、医師は翌15日午前、呼吸器を外した。患者は15分後に死亡したという。
患者が変死したとの届け出を受けた道警羽幌署で、医師から事情を聞いたところ〈1〉本人の生前の意思を確認していない上、家族にも病状を十分に説明していない〈2〉脳死状態かどうかについても、医師が1時間経過を診ただけで、単独で判断している——などから、安楽死として認められる範囲を超えていると判断した。

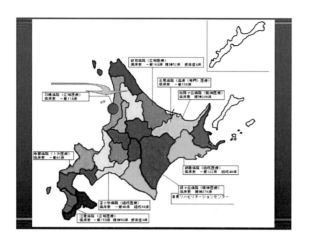

北海道の地図。函館がビョーッと飛び出ています。そして知床のほうがピョンピョンとなっています。上にいってこうきれいに描かなくてはいけません。下のほうは尖っています。札幌はどこですか。羽幌どこですか。僻地ですよ。街の真ん中ではないですよ。そのこともわからないで物を判断してはいけませんよ、ということです。それなりの僻地です。昔炭鉱がある時は良かったかもしれませんけれども、そうではありません。

実際どうなったの、ということになります。食事を喉に詰まらせて心肺停止。元々の入院してきた理由は、この90歳の人は、自分で食事を喉に詰まらせた自業自得のことでもあるわけです。しかし、人工呼吸器を止めてくださいと長男ら3人は言った。なぜか。脳死状態で回復の見込みがないからと言われた。しかし、脳死状態という診断が正しいかどうか。回復の見込みがないので、次に心停止になった際には、人工呼吸器を外す旨を話したことが書かれていた。家族の同意を示すとみられる「了解」との記事はあったけれども、本当ですか。

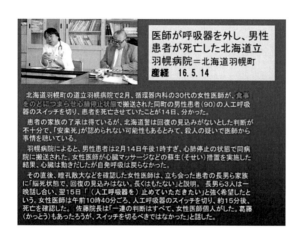

複数の医師による判定で、呼吸器を外さなくても患者はまもなく死亡していたとの結果が出た。やろうがやるまいが死んでいたのではないですかという鑑定が出た。

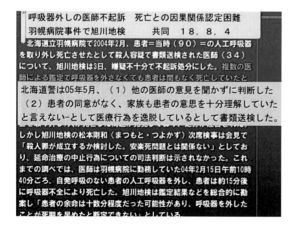

延命治療を中止する行為について、書類送検された初めてのケースですけれども、外さなくても患者は間もなく死んだのではないですか、末期ですよね、ということになった。

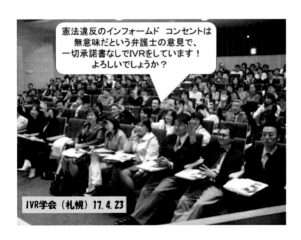

IVRとは　　　聖マリアンナ医科大学
www.marianna-u.ac.jp/Radiology/patient/007790.html

Interventional Radiology（IVR）とは、画像診断（X線透視装置、超音波、CT、MRIなど）を施行しながら、主にカテーテルテクニック、または穿刺術を利用した治療のことです。「カテーテル治療」や「血管内治療」とも呼ばれています。

死亡する可能性は？

「〈手術依頼書〉このたび貴院に手術、麻酔をお願いするにあたってはあらかじめ担当医師からその内容・術後のことなどについて十分説明を受け納得しましたので、その実施を依頼いたします。なお、実施の結果および経過その他については、一切異議の申し立てはいたしません」

と書かれており、その下に署名・押印するものとなっていた。

（このような同意書中の「一切異議の申し立てはいたしません」という部分は法的には無効である）

「押田先生、講演にきてください」と言われました。

その前の日は高松で講演していました。翌日札幌に行きました。4月22日、IVR学会というのに呼ばれました。何ですか、IVR学会。Interventional Radiology、X線透視装置、CTとか何かをしながらカテーテル治療とか血管内治療もやる。手術の依頼書のときに、「一切異議の申し立てはいたしません」と書かれていて、その下に署名・押印するということが基本です。死亡する可能性もあります。

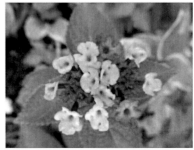

憲法違反のインフォームド コンセントは無意味だという弁護士の意見で、一切承諾書なしでIVRをしています！よろしいでしょうか？

IVR学会（札幌）17.4.23

さあ、北海道へ行きました4月22日、飛行機で行きました。会場は超満員です。手上げている人がいっぱいいます。「押田先生教えてください。質問！」「何を聞きたいのですか?」「インフォームドコンセントがあれば良いというのだけれども、今言われているインフォームドコンセントというのは、憲法違反で無意味だという弁護士の意見があったので、一切承諾書なしでIVRをしています。よろしいでしょうか?」と質問した。IVRやるといったら心臓にカテーテル入れて、手術中に死ぬ確率があるわけです。それなのに、インフォームドコンセントなんて悪徳弁護士が憲法違反なのだという趣旨の話が以前の講演でありました。「だから、承諾書なんか無意味だから、承諾書なしでIVRをやっていますけれども、良いのですか?」と質問した。私は唖然としましたよ。待て待て待て待て！

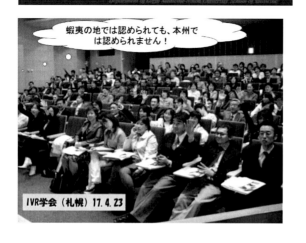

いわゆる異議放棄文 (免責約款) の有効性については，昭和30年代からの医療事故訴訟で否定され (昭和37年9月14日大阪地裁判決，昭和37年12月16日静岡地裁浜松支部判決，昭和43年7月16日最高裁判決等)，学説もこれを無効とする説が多数であるが[1]，「この説明を受け承諾致しました事については，後に異議の申し立ては致しません」「病院側の万全の処置を期待し，その結果につきましては一切異議を申し立て致しません」などという一文を記載している施設が6施設あった.

蝦夷の地では認められても、本州では認められません！

IVR学会（札幌）17. 4. 23

異議の申し立てはいたしませんというのは色々あるけれども、それと関係ないでしょう。手術中に死ぬかもしれないのだ。それを承諾書なしでやって良いのか。

そこで私はなんて答えたか。「蝦夷の地では認められても、本州では絶対認められません！」と言ったら、みんながシーンとなってしまって、「おまえらがもし、医師免許を持って本州に行ってそんなことをやったら、その瞬間に俺は摘発する。北海道は蝦夷の地なので、そういう文化がそこへ育っているのかどうかということについては、俺はまだ判断しない」と言ったらシーンとなって、翌日からみんなインフォームドコンセントを取るようになったそうです。当たり前のことです。

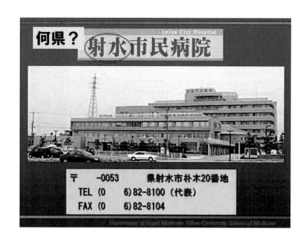

何県？　射水市民病院　Imizu City Hospital

〒　　-0053　　　県射水市朴木20番地
TEL (0　　6) 82-8100 （代表）
FAX (0　　6) 82-8104

この文字が読めない。射水（イミズ）。射水市はどこですか。何県？　富山県。富山の射水のまた凄い病院です。今は新湊市なども合併しているのだそうですけれども、ここの病院、大きい病院です。

44

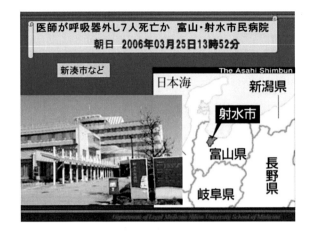

7 人の人工呼吸器を取り外したということが表に出てきました。そして、殺人も視野に入れて富山県警が慎重に捜査をやるというので、病院が記者会見しました。

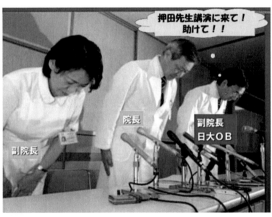

院長先生、副院長先生（看護部長）、もう一人の副院長が実は日大のOB。「押田先生、講演に来て助けてください」これは行くしかないです。7 人人工呼吸器を外した。てめえふざけんじゃねえぞ。ということになった。記者会見で、院長と副院長は色々聞かれます。家族の希望ですとする医師と、遺族はそういう話はなかったと言って揉めている。「すぐに答えられません」と、公務員ですからこう言うしかない。

実際どうだったのか。富山で県内の 50 代〜90 代の男女 7 人が、外科部長 50 歳に人工呼吸器を外されて死亡していた。男性 4 人、女性 3 人。安楽死や尊厳死ではなく延命の中止であり、倫理上は不適切だと病院長は述べざるを得なかった。

外科部長からは、家族の同意を得て患者のためにやって、尊厳死だと説明した。どうなのか。

45

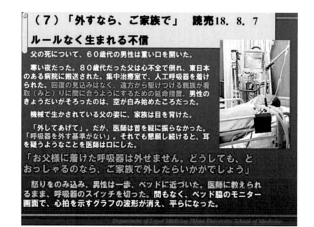

そこでまず、市立病院から警察署に届け出をした。なぜか。これは私がアドバイスした。念のために届け出をしなさい。病院は隠すつもりはありませんということを、市民に公開しなさいということで届けさせた。警察では慎重に捜査を進めております。知っていますね、皆さん。慎重にというのは、結論が出ないということ。公務員はそういうことを言います

終末期医療について厚生労働省も治療指針を出しました。医療チームが患者と事前に十分話し合い、合意内容を文書にしてまとめることを求めています。積極的安楽死や自殺帮助は認められないというふうになっているけれども、そう簡単でもない。

(5) 最後は家族の判断

最近では色々な家族がいます。回復の見込みがなく、遠方から駆け付ける遠くの親族が看取りに間に合うようにするために延命措置をしました。人工呼吸器をつけた。ところが外せと言う。呼吸器を外す基準が病院にはありませんと言った。外したら殺人罪で警察が来ます。お父さまにつけた呼吸器は、遠くから親族が来るからつけろと言うからつけた。「どうしてもとおっしゃるなら、ご家族で外したら

いかがでしょうか」殺すのなら自分のお父さんを自分たちで殺せと言った。さあ、どうする。怒りを飲み込み、男性は一歩ベッドに近づいた。医師に教えられるまま呼吸器のスイッチを切った。間もなくベッドの脇のモニター画面で心拍を示すグラフの波形が消えて平らになった。

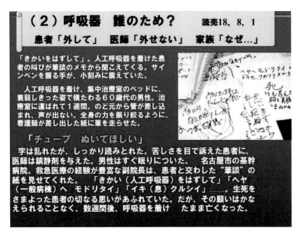

皆さんこれは良いのでしょうか。チューブを抜いてほしい。集中治療室のベッドで、衰弱し切った姿で横たわる60代の男性が運ばれてきて、喉元から管が差し込まれて声が出ない。全身の力を振り絞るように紙にどんどん書いています。「チューブぬいてくれ」字は乱れたがしっかりと読み取れた。「きかいはずして」「ヘヤヘモドリタイ」「イキクルシイ」と、こう言っている。これはどうなのでしょうか。本人が書いたものです。

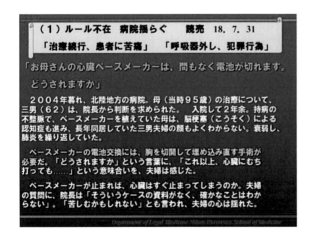

「お母さんの心臓ペースメーカーは、間もなく電池が切れます。どうされますか?」と訊かれた。ペースメーカーの電池交換には、胸を切開して埋め込み直す手術が必要です。どうされますかという言葉に、これ以上心臓に鞭打ってやるのですかということになる。ペースメーカーの電池が切れれば死にます。夫婦は質問にどうしたら良いのですか、なんですぐ止まるのですか。そういうケースの資料がなく、確かなことはわかりませんけれども、心臓が急に止まると苦しむかもしれない。夫婦の心は乱れました。どうしたら良いのだろう。

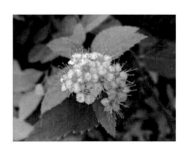

　末期でも人工呼吸器はつけないと言ったので、延命措置を望んだ患者さんが転院していった。他所の病院へ行ってください。うちはつけますと言われる。

　最終的には色々考えて、機械の力で生きながらえるのは望ましくないはずであって、「これで電池が切れたら寿命だと思う。だから電池の交換はしないでください」と院長に言った。家族で相談した。1ヶ月後、それまで毎分50回規則正しく打っていた脈が、突然40回余りに落ちた。ペースメーカーの電池が切れた瞬間だった。通常なら命にかかわる心拍数だが、心臓はそれから9ヶ月余り自力で動き続けたのち、母は息を引き取った。これは幸せですよね。電池が切れたけれども、本人の余力があってまだ動いた。それからさらにペースメーカーつけないで息が止まった。

　和歌山県立医大の病院では、人工呼吸器を取り外して死亡させたとして、殺人罪で50代の男性医師を書類送検した。悪質性は低いけれども、刑事処分しないで良いのだろうか。神経外科医の助教授がやった。遠方の親族が来るまで延命措置をしてほしい。遠くの人が来るからと言うので人工呼吸器をつけた。その後、家族が「苦しませるのは忍びない。お別れができたので自然死させてほしい」と言った。2度断ったけれども、最終的には受け入れて人工呼吸器を外した。どうなのですか。

　診療記録の鑑定とか色々必要ですけれども、最終的には、これは不起訴。北海道も不起訴、富山の場合もどうやら捜査しているけれども、不起訴になるらしい。

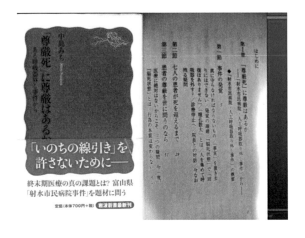

こういうことを「尊厳死」としてまとめた人がいます。ノンフィクションライターの中島みちさん。有名ですけれども、医師ではありません。2007 年にこんな本を書いています。

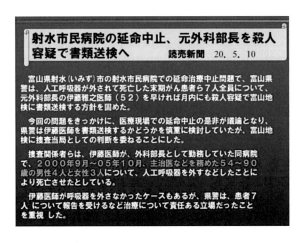

射水市民病院の延命中止、元外科部長を殺人
容疑で書類送検へ　　　　　　読売新聞　20．5．10

富山県射水（いみず）市の射水市民病院での延命治療中止問題で、富山県警は、人工呼吸器が外されて死亡した末期がん患者ら7人全員について、元外科部長の伊藤雅之医師（52）を早ければ月内にも殺人容疑で富山地検に書類送検する方針を固めた。

今回の問題をきっかけに、医療現場での延命中止の是非が議論となり、県警は伊藤医師を書類送検するかどうかを慎重に検討していたが、富山地検に捜査当局としての判断を委ねることにした。

捜査関係者らは、伊藤医師が、外科部長として勤務していた同病院で、2000年9月～05年10月、主治医などを務めた54～90歳の男性4人と女性3人について、人工呼吸器を外すなどしたことにより死亡させたとしている。

伊藤医師が呼吸器を外さなかったケースもあるが、県警は、患者7人について報告を受けるなど治療について責任ある立場だったことを重視した。

主治医などを含めた 54 歳～90 歳の男性 4 人と女性 3 人、7 人の人工呼吸器を外したけれども、最終的には不起訴となる見通しであるという。そのあとは絶対ニュースに流れません。これが現状です。こういうふうに考えますと、東海大事件が懲役 2 年、執行猶予 2 年で、これはもちろん業務停止になりましたけれども、そのあと復活しますので、2 年ぐらいの業務停

止のあと復活して、彼は地元に戻ってお医者さんをやる。そのために無罪は求めないと、こういうふうに言った。

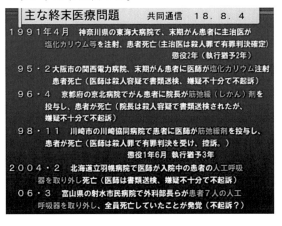

主な終末医療問題　　共同通信　18．8．4

1991年4月　神奈川県の東海大病院で、末期がん患者に主治医が
　　　　　　塩化カリウム等を注射、患者死亡（主治医は殺人罪で有罪判決確定）
　　　　　　懲役2年（執行猶予2年）
95・2　大阪市の関西電力病院、末期がん患者に医師が塩化カリウム注射
　　　　患者死亡（医師は殺人容疑で書類送検、嫌疑不十分で不起訴）
96・4　京都府の京北病院でがん患者に院長が筋弛緩（しかん）剤を
　　　　投与し、患者が死亡（院長は殺人容疑で書類送検されたが、
　　　　嫌疑不十分で不起訴）
98・11　川崎市の川崎協同病院で患者に医師が筋弛緩剤を投与し、
　　　　患者が死亡（医師は殺人罪で有罪判決を受け、控訴）
　　　　懲役1年6月　執行猶予3年
2004・2　北海道立羽幌病院で医師が入院中の患者の人工呼吸
　　　　器を取り外し死亡（医師は書類送検、嫌疑不十分で不起訴）
06・3　富山県の射水市民病院で外科部長らが患者7人の人工
　　　　呼吸器を取り外し、全員死亡していたことが発覚（不起訴？）

それから大阪のがん患者に塩化カリウムを注射したケースについては、嫌疑不十分で不起訴。別な病院で知っている人なのでがん患者さんに筋弛緩剤を打ったケースですけれども、殺人容疑で書類送検されて、家宅捜索も受けましたけれども、嫌疑不十分で不起訴。川崎の協同病院では医師が筋弛緩剤を打ったけれどもこれは有罪判決。控訴審で懲役 1 年 6 月、執行猶予 3 年ですけれども、このあと

2 年間の業務停止を受けた。羽幌病院のケースでは、人工呼吸器を切って死亡したけれど

も不起訴。富山県で外科部長が7人の人工呼吸器を外して全員が死亡しているけれども、不起訴の可能性が高い。こういうことが現状であります。

呼吸器外しの場合にどうしたら良いかというので、亀田病院の倫理委員会では、平成20年に筋萎縮性側索硬化症（ALS）について提言した。これは非常に困るのです。全身の筋肉が無力になってくる。徐々になって最後は口だけしゃべれるけれども、それもだめになってくる。病状が進行して意思疎通ができなくなったときには、人工呼吸器を外してほしいという要望書について、意思を尊重するよう病院長に提言していた。しかし、あきらかに意思疎通ができなくなったときにということを、あらかじめ書いておいてほしい。これがないといけない。現行法では呼吸器を外せば殺人容疑などで逮捕される恐れがある。難しいけれども、社会的に議論が必要であるということで、呼吸器外しには難色をしているけれども、自分の意思で外すことを認めるのであれば、患者が周囲に気兼ねして死を選んでしまう恐れもあって、自殺してしまうのではないですか。だから、そこをなんとかしてほしい。こういうことで、さあ、どうする。やはり複数の専門家を含めて、日大の倫理委員会も刑法の人、民法の人、それから哲学の人、そういう専門家に来てもらって一緒に議論して倫理委員会で認めるかどうか決める。

人工呼吸器とり外し問題　（47NEWSウエブ魚拓）　20. 10. 7
呼吸器外しの意思尊重を倫理委が異例の提言

千葉県鴨川市の亀田総合病院の倫理委員会がことし4月、全身の筋肉が動かなくなる難病、筋萎縮性側索硬化症（ALS）の男性患者が提出した「病状が進行して意思疎通ができなくなった時は人工呼吸器を外してほしい」という要望書について、意思を尊重するよう病院長に提言していたことが6日、分かった。　個別のALS患者のこうした要望について病院の倫理委が判断したのは異例という。

同病院の亀田信介院長は「現行法では呼吸器を外せば（殺人容疑などで）逮捕される恐れがあり、難しい。社会的な議論が必要」として、呼吸器外しには難色を示している。難病患者を支援する関係者らも「自分の意思で外すことを認めれば、患者が周囲に気兼ねして死を選んでしまう恐れがある」と懸念している。

呼吸器外し「依頼された」　医師の2割、ALS治療で
ほとんど拒否　北里大調査「条件付き容認」50％超　　共同21,12,7

調査結果によると、「患者や家族から呼吸器を外すことを求められたことがある」と答えた284人のうち、その時の対応で最も多かったのは「違法の可能性があって外せないと説明した」の227人。次いで「外すべきではないと説明した」が44人だった。

外すことの是非については、「事前やその時点の患者の明確な意思と家族同意があれば認めてもいい」が回答者の48％。「意思疎通できなくなった患者に限り、事前の意思表示などがあれば認めてもいい」が11％で、合わせて半数を超えた。「認めるべきではない」は24％だった。　一方、ALS患者の呼吸苦を和らげるため、モルヒネを使うことは現在の診療報酬では保険適用が認められないが、「必要なら適用外でも使用する」が47％を占めた。

▽筋萎縮（いしゅく）性側索硬化症（ALS）：体を動かすための神経が徐々に侵されていく厚生労働省指定の難病。手足のしびれや脱力などから始まり、感覚や知能ははっきりしたまま、全身の筋肉がやせて歩行や食事、呼吸などが困難になる。原因不明で有効な治療法は見つかっていないが、人工呼吸器をつければ数年から10年以上生きられるようになった。患者は全国で約8千人。英国の著名な宇宙物理学者ホーキング博士も患者。

筋萎縮性側索硬化症、ALS患者の治療では、2割の人が呼吸器外しを依頼されたと言われている。人工呼吸器を外せば殺人などに問われる可能性があるけれども、実際に依頼されたほとんどの人は外さなかったと一応アンケートでは答えている。ほかの神経内科の病気ですけれども、4500人に問い合わせを出したら、1500人から匿名で回答を得て、ALSは進行すると意思疎通ができなくなる場合があり、「そうなったら人工呼吸器を外したい」という要望書を、事前に書く患者さんが出始めている。だんだんそういう考えが広まっている。実際に人工呼吸器外しについては2割のドクターが頼まれている。これをどうするか。外す場合については、「事前やその時点で

50

の患者の明確な意思と、家族の同意があれば認めても良い」というふうに回答している人が多いけれども、それをただやってはいけないので、専門家の複数の人の意見、特に倫理関係の人の意見を聴いて、これならいいよという承諾を得てやったほうが良いのではないですかということです。ＡＬＳ患者の呼吸苦を和らげるためには、モルヒネを使うことは現在の診療報酬では、保険適用が認められないが、「必要なら適用外でも使用する」と答えた人が47％もいた。だいぶ変わってきました。

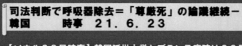

司法判断で呼吸器除去＝「尊厳死」の論議継続－
韓国　　　時事　２１．６．２３

【ソウル２３日時事】韓国延世大学セブランス病院は２３日午前、同国で初めて尊厳死を認めた最高裁の判決を受けて、昨年２月から脳損傷で植物状態となった女性患者（７６）の人工呼吸器を取り外した。女性は数時間で息を引き取るとみられていたが、安定した自発呼吸を続け、生命を維持している。

女性患者の尊厳死をめぐっては、患者の家族が治療の中断を求め、最高裁が５月２１日、人工呼吸器を外すよう病院に命じていた。訴訟で争っていた病院側は呼吸器除去後の記者会見で、「判決を尊重したが、（患者の）死期が迫っていると最高裁が認定したことには同意できない」と指摘し、司法判断に懐疑的な立場を改めて示した。
（2009/06/23-19:23）

これは韓国ですけれども、脳損傷で植物状態となった患者76歳の人工呼吸器を取り外した。なぜか。女性は数時間で息を引き取るとみられていたが、安定した自発呼吸を続け、生命を維持している。

人工呼吸器を外しても自発呼吸が出る場合というのは、実は私の母親も私が広島から帰るまでの間、主治医が人工呼吸器をつけていた。私が「自発呼吸があるのだから外しなさい。外しても殺人罪で告発しないから。私は法医学の教授だから」と言って外したら、自発呼吸をしていた。二度とつけないでください。生きているときに絶対に人工呼吸器とかそういうのをやってほしくないということを、私に言っていましたから。それでその日の夜中に亡くなりました。ですから人工呼吸器を外すということについては、外したあとに自発呼吸があれば、それが止まった時、生命が終わった時です。そのときには、もう意識がないのだから、苦しまないですよということを教えてやってください。

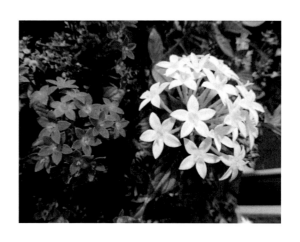

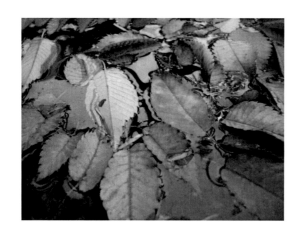

　ちょうど時間になりまして、今日はなぜかこういう落ち葉の絵が出ておりますけれども、枯れ葉のように、落ち葉のように散ってゆけば良い。幸せな状態で、苦しまないで。痛みは止めてください。しかし、痛み止めの副作用で命が縮まったとしても、それは医療ですから。こういうことを知っておいていただきたいと思います。

　今日はここまでにいたします。ご苦労さまでした。（追加資料、157頁参照）

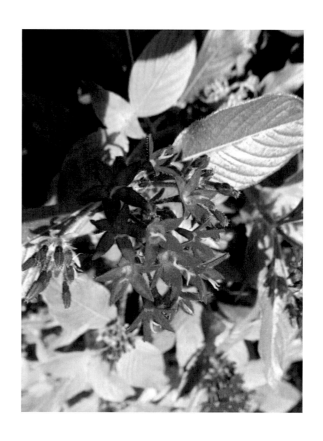

第十四・講義

海外旅行と医療

１．海外旅行と安全

（1）海外旅行と病気

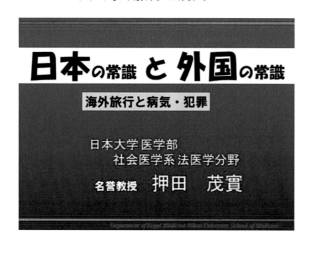

今日は「日本の常識と外国の常識、海外旅行と病気・犯罪」、の話をいたします。

最初に海外旅行と安全についてお話をいたします。羽田に外国旅行から帰ってきますと、色々な病気を持って帰ってくる可能性もあるし、楽しかったねと言って帰ってくるのです。そこで日本と外国の一番大きな違いは何かということになりますと、やはり細菌の数が全然違う。特に日本では、今清潔ということが言われていますけれども、そういうなかで、どこに気を付けたら良いかということが最初の注意です。

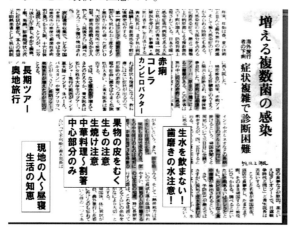

外国に行きましたときに、やはり一番怖いのは、赤痢、それからコレラ、カンピロバクターというのもあります。日本では昔の話だけれども、今でも赤痢とかコレラというのは、それなりに細菌としては残っているということであります。それからもう一つは、旅行が単なる旅行会社のものだけではなくて、自分で長期ツアーとか奥地旅行というのをやるようになりますと、ますます今の日本では考えられないような状況が出てくるわけです。

そこで外国に行ったときに、まず日本と一番大きな違いは何かというと生水を飲まない。特に水道の水を飲んでいるのは、日本人だけというふうに思っていただきたい。それから生水を飲まないというと、「わかりました！」とみんな言うけれども、歯磨きをしたあとに、水でうがいをしていますけれども、これが一番危ないです。ですから歯磨きの水に注意。歯磨きの水を補給するときには、大切なことがあります。これは昔ベトナム戦争の時に、生水を飲んだらみんなやられちゃう。なぜかというと、生水に毒を入れられたから。だからコカ・コーラが世界に広まった理由はそれなのです。コカ・コーラで歯磨きのあとの口

の中は、ガラガラガラとやってペッとやると、こういうふうなことが大切です。

　それからもう一つは果物が非常に大変です。おいしい果物があると言って、食べたらまず危ないです。生水が危ないから、生水で洗っている包丁で切っているのでほとんど感染します。ですから、果物は丸ごと買ってきて、そして自分で皮をむいてから食べる。そのときに生水で包丁を洗わない。それから生ものは注意ですけれども、生焼けも注意です。焼き物が世界で広まっているのは中華料理です。中華料理は焼き物が多いから世界中に広まったのです。ところが中華料理で気を付けてほしいのは割り箸です。フォークもそうですけれども、中華料理の周りは全部生水で洗った跡が残っていますので、中華料理の真ん中だけを自分で持っていった割り箸で食べる。側は食べない。こうすると、お主なかなかやるねというふうに共通項としてなるわけです。

　それから現地の人が昼寝をしているというと、博物館なんかもその時間帯は空いているからということになるのですけれども、現地の人がなぜ昼寝をしているかと言うと、昼寝をしないと生活が成り立たないぐらい暑いから。だからやはり現地の人がどういうふうに生活しているかということを勉強したほうが良いと、こういうことになってきます。

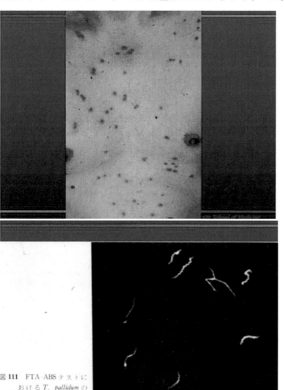

図 111　FTA-ABS テストにおける T. pallidum の蛍光像

　さあ、外国から帰ってきて、楽しかったねと言っているうちに、ブツブツブツッと赤いのが出てくることがあります。これは完全に病気がうつっています。

　この人の血液を採ってみると、血液の中にこういうトレポネーマ・パリデュムが発見され、梅毒[3]です。「おまえなんかやったろ！」。「現地の人とやっちまいました」「それでうつったんだよ」梅毒は昔から大問題になって、コロンブスがアメリカを発見してから1年以内にヨーロッパ中に梅毒がはやったというのを見れば、いかに国際交流が盛んだったかということがわかるかと思います。

---

[3]　梅毒：トレポネーマと呼ばれる細菌に感染する病気。主な感染経路は性行為ですが、感染者の体液や血液に触れることによって皮膚の傷口や粘膜から感染することもある。

55

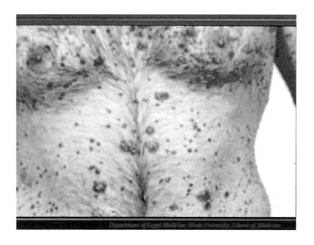

さあ、梅毒には気を付けています。行く前にペニシリン打って行きましたからと言う人が最近多いです。しかし、帰ってきたらブツブツツブツができます。直後ではないのです。大体性病というのは、かかったらおしっこしたときに飛び上がるぐらい痛いのです。ああ、うつっちゃったということがすぐわかるのが性病なのです。これは違います。海外旅行に行ってしばらく経ったよね。なんかブツブツ出てきたけれども、梅毒ではないよな。これが AIDS[4]です。私は中年になってから外国に行くようになったのですけれども、そのときに大問題が、この AIDS だったのです。

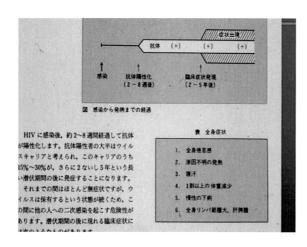

AIDS の特徴は何かと言うと、感染してすぐには陽性化しないのです。2週間〜8週間後ぐらいに陽性化する。つまり、うつったなと思わないで、それから2ヶ月ぐらいして検査すると、抗体が陽性化するのですけれども症状は出ません。症状が出るのは2年〜5年後です。何が出るかと言うと、下にありますように全身の倦怠感。そんなもの、仕事していれば全身怠くなるよ。原因不明の発熱。そういうときだってあるよ。寝汗をかく。それは当たり前だよ。1割以上の体重が減少した。健康になって良かったねと思っている。慢性の下痢。ここまでは当たり前です。しかし六番目の全身のリンパ節肥大、肝臓・脾臓が腫れてくる。これが出てきたら、ヤバいと思って病院に行くと、あなた AIDS にかかっています。こういうことで世界中の人が、自分が AIDS にうつったと2年〜5年後にわかるのです。それまでは、最近体重減ってきているし、なんだろうね、全身が怠いよね、という感じなのです。

---

4 AIDS:エイズ。acquired immunodeficiency syndrome、後天性免疫不全症候群。ヒト免疫不全ウイルス（human immunodeficiency virus：HIV）に感染。

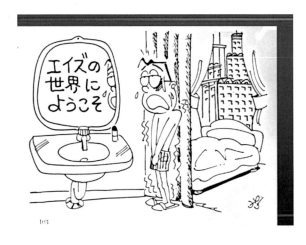

海外旅行に行ったときに、必ず皆さんも鏡を見ると思いますが、そこに書いてある言葉が大事です。「エイズの世界にようこそ」と書いてある。今だったら「コロナの世界にようこそ」と書いてあるのですけれども、これが書いてあるということを知らないといけませんよ、ということが教訓になりました。

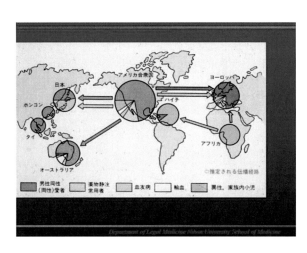

実はアメリカ合衆国で非常にAIDSが多いのですけれども、そのAIDSのほとんどの人は男性のホモが多かったのです。しかし日本人のAIDSというのをよく見ると、半分はホモオダホモオ、要するにホモ同士でAIDSの人が、血が出るような激しいことをやっているということですけれども、日本の場合には、ホモの人がなっているのは半分でありまして、残りは普通の人なのです。

　AIDSの根本はどこかと言うと、実はアフリカなのです。アフリカで何が起こっていたかというと、アメリカとソ連のバックアップによる代理戦争が起こっていたのです。戦争に行っている人というのは、ほとんど男性ですから、夜は町に出て女性と親しくなる。そこでうつっているのです。

　だから不思議なものですけれども、ハイチを見てみるとわかりますように、戦争行った人がハイチにそのまま帰ってくるから、ほとんど同性かと思うとハイチは違うのです。異性関係。男女でもうつるということです。不思議なことに、アメリカで大問題になって病原菌を探すのですけれども、最初わからなかった。伝染病であることもよくわからなかったのですけれども、最終的にアメリカで発見された元のAIDS菌と、ソ連で発見されたAIDS菌が同じものだった。つまりアフリカ原産で、アフリカでうつった人たちが、世界中に広めたということがわかってきます。ですから日本は、ホモの人がアメリカ経由でうつってきているというのが半分ですけれども、それだけではなくて、男女でうつっているのですよという国です。世界の中で実は珍しいです。タイにいきますと、ほとんどホモです。ですから、タイに行きますとうつりますよと、皆さんよく昔は言っていました。

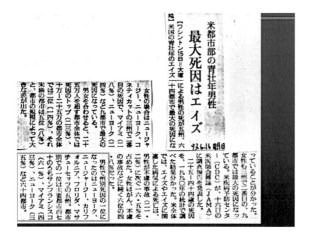

AIDS がどのくらい社会問題になったかと言うと、やはり女性の場合には、AIDS も多いのですけれども、なんせ男性で、下のほうに書いてありますけれども、州で一番多い死因になったのは、ニューヨーク・ニュージャージー・カリフォルニア・フロリダ・マサチューセッツ、最先端の所です。つまり、ホモがはやっているような所が、男性の場合には、死因がダントツの 1 位です。普通若い人の死因だったら男性の場合には自殺とかそういうことになるのですけれども、アメリカの場合にはダントツの 1 位が AIDS だということになったわけです。

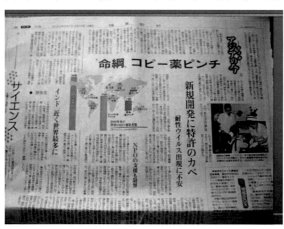

元々はアフリカから AIDS がはやったと言われているのですけれども、これがどういうふうに広がっていったのだろうか。やはり世界中で多いのは、サハラ砂漠以南のアフリカが原産地と言われているけれども、物凄い数になっています。そして最近では、東南アジアでは物凄くホモが多いので増えてきている。北米のほうは、最初は騒がれたのですけれども、収まってしまいました。

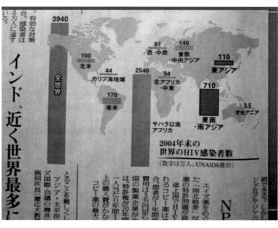

そして、さらにもっと怖いのはどこか。インドです。物凄く世界最多になるだろう。インドでは、510 万人の感染者がいると言われて、世界最多の南アフリカを抜くのは確実と言われている。中国の感染は、それに対して人口は多いけれども 84 万人。インドがたぶん AIDS の最大感染の危険があると、報道されていました。これが実際どうなったか。今ではコロナだけが騒がれていますけれども、AIDS はそれなりに広まっている。

58

(2) 実際の海外旅行

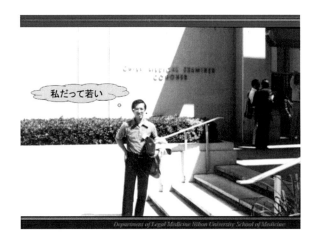

私にも若い時代がありまして、髪の毛真っ黒です。私は田舎の出身だったものですから、やってはいけないとか、あまり親しまないほうが良いと思っていたものが3つありました。一つは英語をしゃべる。もう一つはダンスをする。それからスキーで遊ぶ。そんなことは田舎の内気な少年から見たら、やるもんじゃねえと思っていたら、なんとダンスは20歳の時に寮を変わったのですけれども、寮の歓迎ダンスパーティというのがあるということで、ダンスを強制的に教えられましてやらざるを得なくなった。そして30歳になった時に、「おまえ、スキーもやらないで東北大にいたと言っていいのか?」と言われて、蔵王のてっぺんに連れていかれて、下りてくるまでに20回ぐらい転倒してえらい大変なことになって、2時間かけて下りてきたことがあります。その次に実は「おまえ、海外留学しないで教授になるなんて思っていたら大間違いだ!英語なんかしゃべれなくたって学会に行けば大丈夫だから」と騙されて、ミュンヘンの学会に連れていかれたのです。これで私の3つのやってはいけないことが、いつの間にか全部やらざるを得なくなって、その後に行ったのが髪の毛黒いころのアメリカだった。

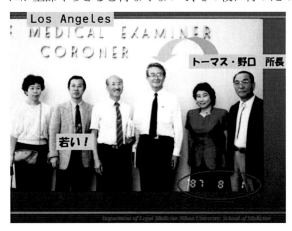

私が若い頃ですけれども1987年。ということは、25を引くと昭和62年。ということは、今から30年ぐらい前です。40歳ちょいです。そこで記念写真撮りました。この真ん中にいる背の高い人が、とんでもない人です。この人を訪ねて行きました。この人はトーマス・野口[5]先生。なんとロサンゼルスの検視局長です。

---

[5] トーマス・野口：野口 恒富（のぐち つねとみ）、米国の法医学者。1927年1月4日生。横須賀高校、日本医科大卒。1952年単身渡米。1967年よりロサンゼルス検視局局長。南カルフォルニア大学医学部教授。1999年に瑞宝章。

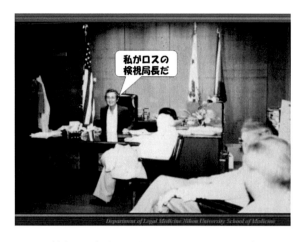

この人は横須賀高校で、私の家内の先輩だったのですけれども、戦後まもなく戦争で負けたのに、アメリカに行って勉強して、一番下っ端です。戦争で負けた国の人ですけれども。横須賀はもちろん基地がすぐそばにあって、英語もペラペラの人が多いのですけれども、一番下っ端から行って、のし上がってロサンゼルスの一番上の検視局長になって、俺がロサンゼルスの検視局長だというときに、その人を訪ねて行ったわけです。

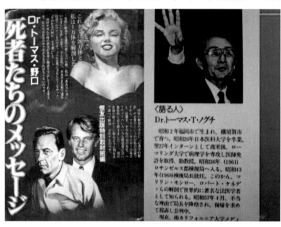

この人が何故有名かというと、なんと、マリリン・モンローを解剖した先生です。何がすごいかと言ったら、一番有名なマリリン・モンローを解剖して、詳細にレポートを出した先生です。この野口先生、本当にすごいですね。日本医科大学を卒業したのですけれども、そのあとアメリカに渡りまして、結局マリリン・モンローを解剖するときに、あの一番できる野口先生が解剖すべきだということになって、マリリン・モンローを解剖したマル秘の書類が実はあります。

自分で書いた本の表紙の裏に何気なく裸のこういう図が書いてありますけれども、実は、

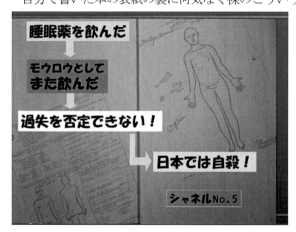

マリリン・モンローの図だということは、どこにも書いてないのですけれども、私は知っています。なぜか。腹部に帝王切開した痕があります。

マリリン・モンローはなぜ死んだか。睡眠薬を飲んだのです。そうしたら自殺じゃないですか。違うのです。キリスト教の国では、自殺と認定してはいけないのです。そして、もうろうとしてまた飲んでしまった。えっ！。これは

過失を否定できない。事故死ですね、ということになる。日本だったら、これはもちろん自殺です。マリリン・モンローは日本だったら自殺と認定されるけれども、過失というふうに認定されています。それを解剖したのが野口先生です。そしてマリリン・モンローは、裸で死んでいたということですけれども、それは言えない。絶対口が裂けても言ってはいけない。マリリン・モンローは何を着ていたのですかと質問されたときに、世界で一番有名な答えをしました。「マリリン・モンローはシャネルのNo.5 を身に着けておりました」と言った。これで野口先生は世界で一番有名な先生になったわけです。いいですね、皆さん。シャネルのNo.5を身に着けていたのです。

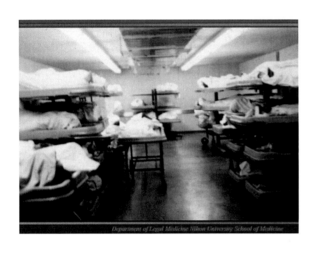

Department of Legal Medicine Nihon University School of Medicine

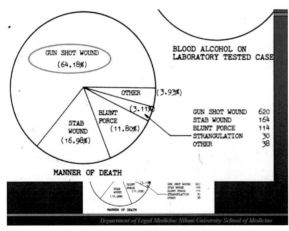

Department of Legal Medicine Nihon University School of Medicine

そこで、解剖室を見学させていただきました。すごいです。ご遺体は山ほどあります。そういうとき、私は何を診ているかというと、足の裏を診ます。そして、足の甲を診ます。顔は全部隠してありますからわかりません。足を診て、黒人の数が圧倒的に多い。住民の中の黒人の数の比率は低いですけれども、変死体になっている人の数は、圧倒的に黒人が多いということがわかります。

実際にオフィシャルデータをもらいましたけれども、1972年のデータです。殺人のところを見ますと、「GUN SHOT WOUND」、ピストルで撃たれて殺された人が64%。これはまだ少ないほうです。東部へ行きますと90%以上が GUN SHOT です。もう GUN SHOT 以外にないと考えるのがアメリカです。その次にあるのが、「STAB WOUND」というのは刺された。「BLUNT FORCE」というのは、たたかれた。「STRANGULATION」というのは、首を絞められた。ですから日本の場合には、刺す・叩く・絞めるが三大死因だとこの前お話ししましたけれども、やはり GUN SHOT WOUND を除くと、刺す・叩く・絞める、これがアメリカでも2位・3位・4位。その次は「OTHER」と全部その他になってしまいます。こんな具合で、GUN SHOT WOUND のことを知らなければ、もうアメリカで監察医なんて役立たないということがわかります。

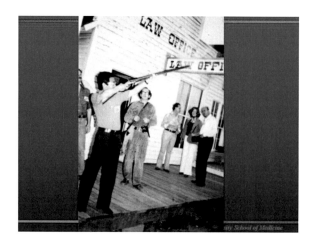

私もご遺体を診るだけではなくて、撃ってみないとわからないから、実弾は撃たせてくれなかったのですけれども、こうやって撃たせてくれるところがありまして、私も若い時に撃たせてもらいました。今ではハワイでも実弾を撃たせてくれますし、そんなものではなくて、ライフル銃を撃っている人がここの中にいますけれども、そういうことをわかっている人というのは、日本の場合にはほとんどいない。GUN SHOT WOUND で死んでいる人は日本ではほんの一部ですから。自衛隊か、強盗か、猟銃で間違えて人を撃ち殺してしまったぐらいしかないのです。

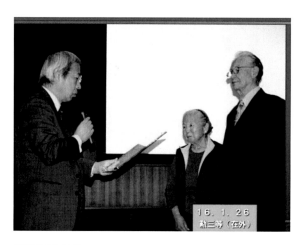

野口先生とそのあと色々長い付き合いをさせていただきました。在外の人で一番有名になった人ですから、勲三等をいただきまして、その時に日本大学に来てもらって、講義もしていただきました。奥さまは日本人のような格好していますけれども三世でありまして、日本語は全然しゃべれません。

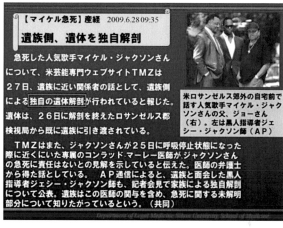

【マイケル急死】産経　2009.6.28 09:35

遺族側、遺体を独自解剖

急死した人気歌手マイケル・ジャクソンさんについて、米芸能専門ウェブサイトTMZは27日、遺族に近い関係者の話として、遺族側による独自の遺体解剖が行われていると報じた。遺体は、26日に解剖を終えたロサンゼルス郡検視局から既に遺族に引き渡されている。

TMZはまた、ジャクソンさんが25日に呼吸停止状態になった際に近くにいた専属のコンラッド・マーレー医師が、ジャクソンさんの急死に責任はないとの見解を示していると伝えた。医師の弁護士から得た話としている。　AP通信によると、遺族と面会した黒人指導者ジェシー・ジャクソン師も、記者会見で家族による独自解剖について公表。遺族はこの医師の関与を含め、急死に関する未解明部分について知りたがっているという。（共同）

米ロサンゼルス郊外の自宅前で話す人気歌手マイケル・ジャクソンさんの父、ジョーさん（右）。左は黒人指導者ジェシー・ジャクソン師（AP）

アメリカで何が起こっているかと言うと、マイケル・ジャクソンが殺されたのですけれども、その時おかしい。絶対何かあるぞと、急死したのですけれども、そのあとで遺族側は独自の遺体解剖をしたそうです。野口先生の時代が終わって、次の時代に入っているということを教えてくれています。コンラッド・マーレーという医師が、ジャクソンに変な薬を処方したのではないかとか、ずっと

マイケル・ジャクソン問題は尾を引いています。

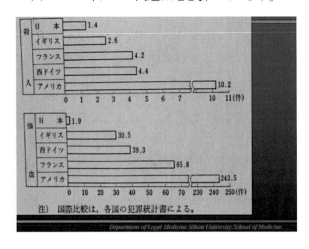

こういうことは知っておく必要あります。

これ以外にもアメリカの場合は、殺される確率が非常に高い。日本の殺人の場合1.4ぐらいに見た場合に、アメリカはその当時7倍ぐらい死にやすいと言われている。イギリス・フランス・ドイツも大体3倍～4倍ぐらい死にやすい。そして、強盗に遭う確率は100倍ぐらい高い。外国、特にヨーロッパのイギリス・西ドイツ・フランスでも、やはり20～30倍。そういうふうになっているのだ。

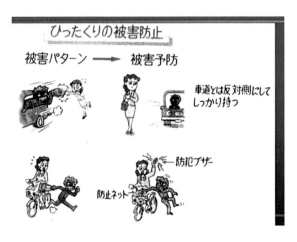

さあ、問題は右側通行と左側通行が違いますけれども、そこに大きな問題があります。ひったくりに遭う確率があります。日本と違って右側通行で車が走ってきますけれども、バッグをどちら側の肩にかけたら良いか。どこを歩いたら良いか。車道と反対側にして、しっかりと肩にかけて手で持つ。これが女性の場合のハンドバッグの持ち方の基本です。車が走ってきてバタッと盗ってそのまま逃げちゃう。番号を控えたって全部偽番号だというのは常識です。それから防止ネットをつけろとか、防犯ブザーをつけろと言うけれども、なかなか大変です。とにかく道路を歩くときに車道と反対側を歩く。これが基本ですけれども、これはもっと危ない。歩道の端を歩くと2通路越えたあたりで、今度は家の所へ隠れている人に引っ張り込まれて金を盗まれます。だから道路の反対側の歩道の真ん中を歩く。これが基本だということを教えています。

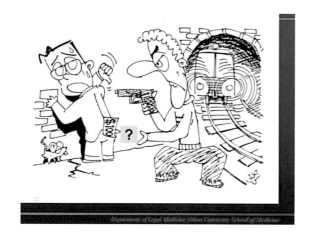

もう一つ。必ず「ホールドアップ！マネー！」と言われます。そのとき、「ここにあります！」と言って後ろのポケットを指します。そこへ100ドル札が何枚も入っていたら、もうこれでオーケーではない。もっとあるのではないかと言ってぶち殺されます。殺されないためにどうしたら良いのか。100ドル札なんか入れてはいけないのです。ピストル強盗をやるときの時価というのは、大体2000円〜3000円です。これを知っていないとだめです。だから、20ドルか30ドル札を入れておく。そうするとそれをもらったら、もう今日の日当終わりだと助かるけれども、1万円相当の100ドル札なんか入れていたら、もっとあるだろう、と殺されます。

　胸ポケットにあると言ってポケットに手を入れるのが一番怖いのです。アメリカで胸ポケットに手を入れるというのは、ピストルを取り出す動作です。だから絶対やってはいけない。胸ポケットにしかないときは、指を指してここから取ってくれと言う。胸ポケットへ手を突っ込んだ途端に、ドデッと撃ち殺されて終わりです。だから、後ろのポケットに入れる。それも20ドル札1枚入れます。これが基本です。こんなことを教えています。

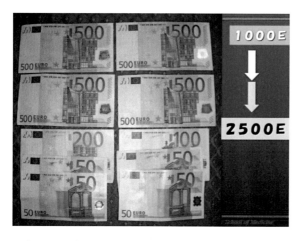

　しかし、私の専門はもちろん昔プロマジシャンだったのですけれども、今はカジノをやっています。見てください、500ユーロなんていうのをポケットに入れたりしたらだめなのです。これはカジノの中だけで通用するのです。普通は100ドル札までです。これをポケットから出してビヨッと広げると、左うちわと私は言っているのですけれども、そういう世界もあるということも知っておく必要あります。例えば、1000ユーロが2500ユーロになるとか、そういう世界を経験しているわけです。

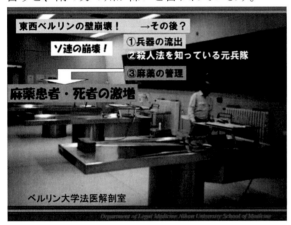

主要5ヶ国における殺人の認知件数及び犯罪率 （認知件数の単位：件）/各国の統計書									
	フランス		ドイツ		イギリス		アメリカ		日本	
	件数	犯罪率	件数	犯罪率	件数	犯罪率	件数	犯罪率	件数	犯罪率
1988年	2567	4.6	2543	4.1	992	2.0	20675	8.5	1476	1.2
1989年	2562	4.6	2415	3.9	1017	2.0	21500	8.7	1349	1.1
1990年	2526	4.5	2419	3.9	1145	2.3	23438	9.4	1261	1.0
1999年	1997	3.4	2964	3.6	1516	2.9	15522	5.7	1338	1.1
2000年	2166	3.7	2860	3.5	1558	2.9	15517	5.5	1462	1.2

フランス・・・殺人及び殺人未遂　ドイツ・・・謀殺、故殺、要求による殺人
イギリス・・・謀殺、故殺、嬰児殺、及び謀殺未遂　アメリカ・・・謀殺、故殺
日本・・・殺人及び強盗殺人

さあ、主要5ヶ国における殺人の件数はどうなっているのだろうか。ということになりました。日本は一番右側ですけれどもこれは認知件数。日本の場合、殺人というのは、殺人と殺人未遂を両方合わせて認知件数と言っている。国によって違うのです。大体1400とか1200ですから、ある一定の比率で言いますと、1.0という数字になっていますけれども、アメリカは10倍、イギリス・ドイツ・フランスは3〜4倍ということがこれですぐわかります。これではいけないというので、アメリカではニューヨークの市長さんたちが頑張りまして、どんどん犯罪率が下がってきまして、10倍が5倍ぐらいに今は落ちている。ただ、州によって全然違います。今ではどちらかと言うと、南の方の州が怖いと言われています。

そのあとヨーロッパにも行きまして、一番有名な大学ですけれども、ベルリン大学の法医解剖室も見ました。床を見たらきれいです。解剖台を見たらステンレスです。この前の時間にもお話ししましたけれども、私たちはステンレスではなくて大理石を使っている。これは東北大学の初代の教授が「真理は大理石の上に載せるのだ」という哲学で、実は大理石になっている。ベルリンはこういうきれいなスチール製のものでありました。ところが、私が行った直後に東西ベルリンの壁が崩壊[6]しました。この壁が崩壊したことによって何が起こったか。とんでもないことが起こりました。

一つはソ連が崩壊してくるわけです。ソ連が崩壊すると何が困るか。一つ目、軍隊が崩壊しますから兵器が流出する。物凄く大量の人殺しができるようなものがヨーロッパに流れ込んできた。

二つ目、殺人の方法を知っている元兵隊が、山ほど西側に入ってきた。兵隊というのは殺し方を知っている。それが最初の教育ですから。そしてもうひとつ、一番怖いのは麻薬

6　東西ベルリンの壁崩壊：1961年8月に設置された東西ベルリンの壁が、1989年11月9日に解放され、壁が市民により崩壊された。

の管理をしているのが軍隊ですけれども、麻薬が流出してきた。この影響がもろに東ベルリンから西ベルリンに起こってきました。麻薬患者と死者が激増した。もうビックリしました。死体置き場を見ると7割〜8割が麻薬患者の死体になっていました。ビックリ仰天です。

　ヨーロッパに行ったときに、やってはいけないことは、まず駅に行ってはいけない。駅が一番怖い。麻薬の取引が行われているからです。私はプロですから、一応駅に行って何を見ているかと言うと、駅のゴミ箱を漁っているわけです。ゴミ箱に注射器がいっぱいになっているのです。これが東西ベルリンの壁が崩壊して、ソ連が崩壊して東側のもの、特に麻薬が大量にドイツ・フランスに入ってくる。こういうことになってきたわけです。世の中の本当の裏側を我々は見ているということになってきます。

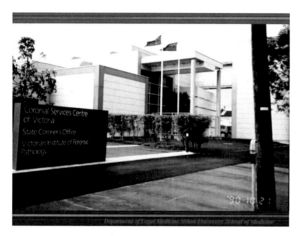

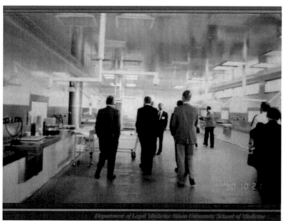

　さあ、これどこでしょうか。どこだと思います？　何か書いてありますけど、見なくていいです。どこだと思います？　国としては。世界で一番きれいな解剖室。

——オーストラリアじゃなかったですか。

　そう。オーストラリアの解剖室です。世界で一番きれいな解剖室なのですけれども、ビックリしました。やはり外国の人というのは、体重300kgとか500kgの人がいるのです。体重が重いからベッドに載せたら移し替えることができないので、ガラガラガラッと運んできて解剖する。実はロサンゼルスもそうだったのですけれども、ここもそうです。一度ベッドに載せると、オーストラリアの人たちも結構体重が重い人がいます。ガラガラッと持ってきて、そこへガチャッとはめ込んで解剖して、終わったらまたガラガラッと持ってゆく。上のほうに窓ガラスがありますけれども、そこから解剖を見学できるようになっています。

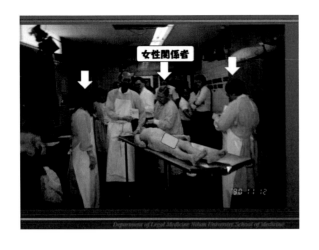

そして、たまたま行ったときにご遺体が入ってきましたら、ビニール袋に包まれて入ってくる人がいました。ビニール外すなと言う。なぜか。AIDS の患者さんでした。今はコロナの患者さんが同じように透明なビニールに入って、開くな！外から診て終わりという、同じことが行われていると思います。でも見てください。働いている人の多くの人が女性なのです。女性の関係者が多い。これが特徴です。

日本で、女性で法医解剖を手伝っている人というのは、80 大学のうち少ししかないのですけれども、数えてみてください。次々と女性がいる。これが特徴なのです。これにはビックリしました。こういうことで、メルボルンの解剖室ですけれども、女性が働いていて物凄くきれい好きなのです。日本でも女性が解剖担当をしているところでは、きれい好きで、「絶対汚しちゃいけません！」と言って厳しくやっているのは、やはり世界を見てなるほどな、と思いました。

（3）日本と外国の違い

さあ、日本とちょっと違いますので、違う観点からもう少し日本と外国を見てゆきましょう。ソウルのオリンピックが開かれました。いつごろでしょうか。かなり前ですね。

――32 年前？

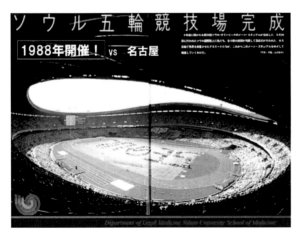

そうです。ソウルと争った日本の都市がありました。どこでしょうか。皆さんそういうことを全然わかっていない。1988 年に開催されたのですけれども、その時に争ったのは、名古屋なのです。名古屋は負けました。私に相談がくれば、一発で勝てることを教えたのです。ある言葉を言えば一発勝ちなのです。だって東京オリンピックはなんで決まったか知っていますか？　有名な女性が出てきましたよね。なんと言ったの？

——おもてなし。

　「おもてなし」と言ったのです。これが大切なのですよ。このソウルのオリンピックの時に、私に相談がくれば一発で絶対に勝ったのです。それは私が裏を知っているからです。なんて言ったか。

　ソウルはその当時夜中は出入り禁止になっていた。そこへ名古屋の人は、「夜中にあなたの一番愛するお嬢さんが、たった一人で行って、買い物してお釣りもそのまま正確にもらって帰ってこられますよ。これが名古屋です」と言ったら、絶対大勝ちになったでしょう。

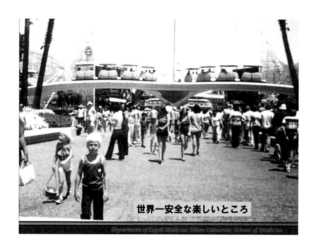
世界一安全な楽しいところ

　ここを知っていた。これ、どこですか。世界で一番安全なところ。どこでしょうか。ディズニーランドです。日本にディズニーランドがまだなかった。そのとき私はディズニーランドを見に行きました。すごいです。大人の人が1日見て、見終わらないのがディズニーランド。そしてなおかつ絶対に殺しがないのです。これを経験したのです。

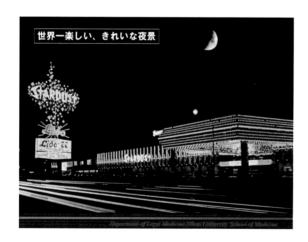
世界一楽しい、きれいな夜景

　そして夜はラスベガスです。なんたって、世界一楽しくてきれいな夜景です。ラスベガスはカジノの巣です。楽しいけれども、お金を失う一番危険な場所でもあります。某有力社長は1日で何億円失うのです。けれども、人の命は絶対に失われないのです。そしてなおかつ24時間、タクシーが手を上げると停まるのです。世界で日本とラスベガスだけなのです。

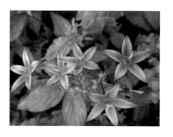

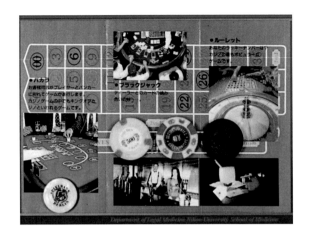

ところが、今ラスベガスでは街中でタクシーが停まれません。外国行ったらホテルしかタクシーに乗れないというのは知っていますよね。世界で手を上げて24時間朝まで安全で絶対大丈夫なのがラスベガスなので、気に入りました、ラスベガス。昨日今日勝ったのではありません。今から30年ぐらい前に勝ったのです。そして、ラスベガスといえば、すぐにこういうルーレットを思い出すのですが、

違います。専門はカード、トランプですから、ブラックジャックです。

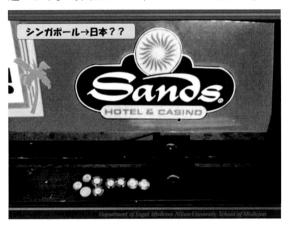

Sands、ホテルのカジノ。Sandsを知っていますか。今ではシンガポールにもあるのです。シンガポールから東京の豊洲に本当は来ることになっていた。なぜか。私はもう30年前にSandsは凄い会社だと思って写真を撮っていた、Sandsで使っていたものをこうやって写真撮っていた。そのくらい信頼性が高いなと、私はその当時でさえ思った。ところが、今カジノはペケになりました。Sandsが

下りたからです。カジノの今回の件も、私に一切相談がないということは、ヤバいということなのです。皆さんだんだんわかってきたでしょうか。

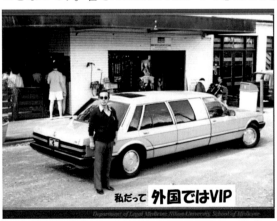

日本にいると大したことありませんが、外国に行くと私は大体こんな格好をしています。迎えに来る車はこれです。私だって外国に行ったらＶＩＰなのです。こういうことを皆さんわかっていないと思います。

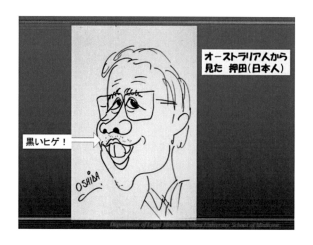

オーストラリア人から見た 押田(日本人)

黒いヒゲ！

OSHIDA

オーストラリアに行ったときに似顔絵を描いてもらいましたら、OSHIDA と書いてくれました。見てください。なんなのですか、これは。黒い髭があっちの白人から見たら異様なのですね。ブチブチ打つのをやめてくださいと言ったら、これが日本人の特徴だと言う。こういうところで日本人が見るものと、外国人が日本人を見るのが違うということです。

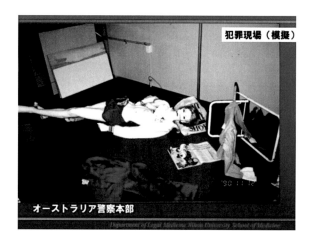

犯罪現場（模擬）

オーストラリア警察本部

そこでもう一つ勉強しました。オーストラリアの警察本部へ行きましたら、ぶったまげました。美人の人形が死んでいるのです。血だらけになっているのです。なんですか、これと言ったら、これは犯行現場を模擬的につくったものです。新しい職員が来たら、どこをどうやって検査するかをテストするのです。これが良い！と思い、私は実習にすぐ取り入れました。犯行現場の所から、血液を採ってこいとか、なんとかを取ってこいと言ったときに、この現場を見ると、ああ本物だなという感じがして、本気になって検査の実習をするのです。

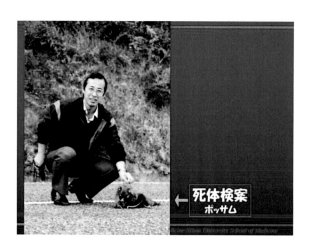

死体検案 ← ポッサム

それからもう一つは、オーストラリアとかニュージーランドでは、人口よりも動物の数のほうが多い。だから交通事故に遭っているのです。道路のところに死んでいました。ポッサムと言うのですけれども、しょうがない。死体検案をして、即死ですと言って脇にどけてあげたのです。仕事をどうしても忘れるわけにゆかない。

（4）飛行機の中の病気

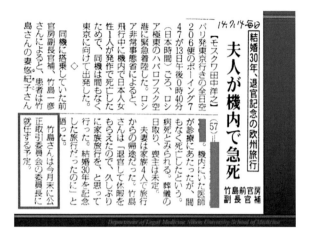

さあ、そういうなかで、飛行機の中で病気になったり、急死したらどうなるか。公正取引委員会の委員長に就任する予定になっていた、前の官房副長官です。公正取引委員長忙しいですから、海外旅行行けないからと奥さんと一緒に行ったのです。家族4人で久しぶりに家族旅行ができたと思って行ったら、なんと、飛行機内で亡くなってしまいました。大変です。飛行機の中で具合が悪くなったら、どういう法律でしょうか。これを知っておく必要あります。

これを PMP-CC[7] といって具体的な問題についてどう考えるかというところで、日本大学医学部でずっとやっていました。一つが衛生学の先生と組んでやった、航空機内における急変患者が出たときにアテンション・プリーズとこういうふうに言います。さあ、どうなったのか。

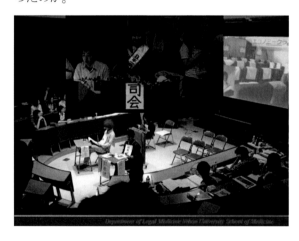

講堂の前の所が劇場みたいになっています。後ろで学生が見ているわけですけれども、前で劇をやって見せます。そして日本航空から応援に来てもらいました。なぜか。私はJALの飛行機事故の時に行って、一銭ももらっていませんので、「たまにはボランティアに来てください」と言ったら、言った瞬間に無料で来てくれました。そして本物の客室乗務員が来てくれました。フランスから日本に帰ってくる途中です。

---

[7] PMP-CC：Patient Management Problem Core Curriculum。グループ分けされた学生が、各科教員の指導のもとに、それぞれのテーマに合わせて実際の場面を想定したシナリオを作成し、そのシナリオに基づいて、他の同級生の前で診療等を模した場面を演じる。

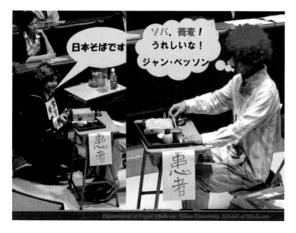

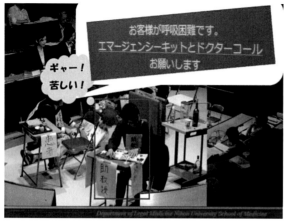

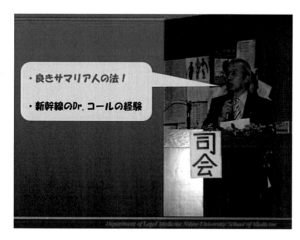

　途中で「日本そばです」と言ったら、フランス人が大喜びして、「ソバ嬉しいな！」。ジャン・ベッソンという仮の名前です。隣にはある大学医学部の助教授が乗っていた。医者なのですけれども、知らん顔しています。ジャン・ベッソン、「ソバ嬉しいな！」バクバクッと食べました。

　食べ終わった瞬間に、オエッ！とずり落ちました。「ギャー！苦しい！」そこで、「アテンション・プリーズ。お客さまが呼吸困難です。エマージェンシーキットとドクターコールお願いします」。そして、「お医者さまはいませんか？」となった。隣にいる医学部の助教授が知らん顔していました。ドクターコール、本職の人がアテンション・プリーズと英語でやってくれて、そのあと日本語で話してくれました。

　さあ、このときに皆さんはお医者さんにもしなっていたら、応援に行くのですか、行かないのですかと聞いたら、行きますという人が 26 人、行かないというのが 28 人、五分五分だったのです。そうしましたら、「おまえなぜ出なかったのだ？」。「もし外国の人が訴えたら、何十億、何百億円請求されるよ。そんなもの俺は知らん顔するよ」と言った。実際行ったら薬はあるのですか。どんな病気の人が多いのですか。やはりショックになったり、病気になったりする人が多いのですけれども、手切っちゃったとか、激しく胸が苦しいとか、色々な人がいるわけです。こういうときに大事な法則があります。私が講義をしたのですけれども、「良きサマリア人の法」というのがあります。これを知らないと、外国旅行に行った

ときに法律的な対応ができませんよということです。もう一つは、実際に新幹線の中でドクターコールを私が受けたときに、どうしたかということを教えましょう。

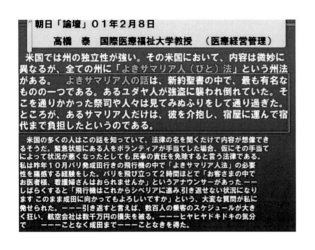

「良きサマリア人の法」というのは、これは何かと言うと、あるユダヤ人が強盗に襲われて倒れました。そこを通りかかった祭司とかキリスト教の人々は見てみぬふりをして通り過ぎた。ところが、あるサマリア人だけは、彼を介抱して、宿屋に運んで宿代まで負担した。この人たちはそういう良心をもって困っている人を助けようとしている。キリスト教の人たちは、見てみぬふりをした。これを知らなければいけない。それで「良きサマリア人の法」というのができまして、街中で倒れている人がいたら、良心に従ってやれば良いのであってそれを訴えるとかそういうことをしてはいけませんという法律がある。これを「良きサマリア人の法」ということになります。

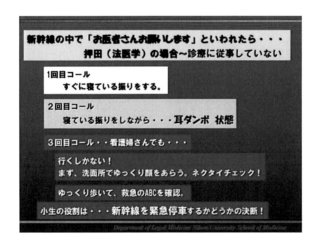

新幹線の中で「お医者さんお願いします」といわれたら・・・
押田（法医学）の場合〜診療に従事していない

1回目コール
　　すぐに寝ている振りをする。

2回目コール
　　寝ている振りをしながら・・・耳ダンボ 状態

3回目コール・・看護婦さんでも・・・

　　行くしかない！
　　まず、洗面所でゆっくり顔をあらう。ネクタイチェック！

　　ゆっくり歩いて、救急のABCを確認。

　小生の役割は・・・新幹線を緊急停車するかどうかの決断！

Department of Legal Medicine Nihon University School of Medicine

さあ、実際私は新幹線の中で「お医者さんはおりますか？」と放送されました。お医者さんと言っているのは臨床のお医者さんです。私は法医学の医者です。患者さんを診ていないです。死体しか診ていない医者ですから、医師免許はあるけれども、臨床のお医者さんではないよということから始めなければいけない。まず一回目コールがあります。何号車に患者さんが倒れておりますので、すぐに来てくださいという放送があった瞬間に、私はすぐに寝た振りをしました。元気だったら聞いていたのに、俺聞いていなかったという振りをする。まもなく、二回目コールがあります。寝ている振りをしながら、耳ダンボ状態。一回目コールしてから2分後ぐらいに二回目コール必ずありました。寝ている振りをしながら耳ダンボ状態になっています。なぜか。三回目コールがありました。「お医者さんおりませんでしょうか。もし看護師さんでも…」もう大変なことになっているなということです。三回目のコールが鳴った瞬間に、急に目が覚めて、「おおっ！」と言う。周りの人がみんな見ていますから。そして「行くしかない！」

と言って立ち上がる。しかし、8号車と言っているときに、8号車と反対側に向かって行く。なぜか。寝て起きたからよくわからない。まず洗面所に行って、ゆっくり顔洗って、ネクタイが曲がっていないかをチェックする。それから、普段よりもゆっくり、8号車だったなというので、その号車に向かって歩いて行く。ここまでで大体5分〜10分です。ゆっくり歩いて救急のＡＢＣってなんだっけ。Ａ、エアバック（人工呼吸器）。Ｂ、ブリーディング（呼吸）。Ｃ、サーキュレーション（循環）。ああこうだったなということを思い出しながら、ゆっくり歩いて行きます。なぜか。私の役割は患者さんを助けるのではないのです。

　私の役割は新幹線を止めるかどうかとか。新幹線止めたら大変ですよ。2000人の人が乗っているわけで、その人の予定が狂うわけですから。新幹線を止めるかどうかを判断するのは、若いドクターではできない。私みたいな管理職が行くしかない。5分〜10分経って、死ぬ人はもう死んでいるのです。3分以内に死ぬ人は死んでしまいます。その死んでいるか、生きているかを診て、これは新幹線を止めたほうが良いか。実は東京を出発して、新横浜を過ぎて間もなくこうなったのです。

　次に停車するのは名古屋ですから、1時間後ぐらいになる。それを浜松に停めるか静岡に停めるかというのを私が判断をするために行ったわけです。私が行ったら若いドクターが一生懸命救急をやっていました。「大丈夫か？」と言ったら、「何とか脈があります」。「オッケー」「だけども名古屋まで持たないな…」「わかった。今から浜松に緊急停車！」それを言えるのは私ですから。緊急停車で止まったら、すぐにベッドを下ろしてサッと出発しろというふうに命令した。これをやるのが私の仕事です。患者を助けるためではない。臨床の先生が患者を助ける役だということを学生に講義しました。

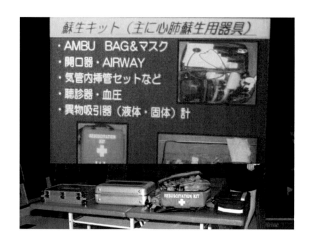

　実際に見ますと、飛行機の中には結構すごいものが入っているのです。ＪＡＬですから全部現物を持ってきてもらいました。私が協力してくださいと言ったら全面協力です。そして持ってきたのを、学生は大喜びで見て、ああ、ＪＡＬだったら大丈夫だな、というようなことがわかります。酸素ボンベもあるのです。普通の酸素ボンベは飛行機に持ち込んではいけないのです。これは特殊な酸素ボンベです。このようにたくさんの器具があるということを知って、学生はワーッと感心しました。薬もたくさんあります。

たまたま女性の若い研修医がいて、助けに行きました。しかし助教授は、見てください。隣で知らん顔をしています。このへんは演技うまいです。これが大事なのです。

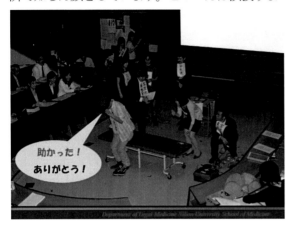

そして患者さんを診察して、「大丈夫です。これでなんとかなりますから。その代わり救急車を成田空港にすぐに用意してください」というふうになった。某大学の悪徳助教授、名前は言いません。そうしたら、このジャン・ベッソンさん、「助かった！ありがとう！」と言った。

アンケート結果を見てみましたら、最終的には、協力に絶対出てゆきます、51 人。出ないというのが 13 人。これを教育的効果と言うわけです。私の講義を聴いた人は、絶対に困っている人がいたら助けに行きます。

私自身も実は、ボーリング大会やっているときに、隣のレーンで倒れていた女性がいたのですけれども、それを弟子と一緒に 3 人で助けて表彰を受けたことがあります。私の弟子は必ず率先して助けに行く。そして、「出身大学は？」と言われたら、「名乗るほどのものではないと言いながら、しっかり日本大学医学部というのを言ってこい」と、こういう教育をしているわけです。

成田空港には救急車が手配してありました。アナフィラキシーでは、24 時間観察のために 1 泊入院もするべきだが、入院に関する判断は、成田日赤病院に任せる、ということになりました。この出演者の人たちはみんな物凄く熱心にやりまして、もう一生忘れない。この悪徳助教授の役をやった人も、自分の本心はそうではないのに、悪徳振りを本当にうまくやってくれました。

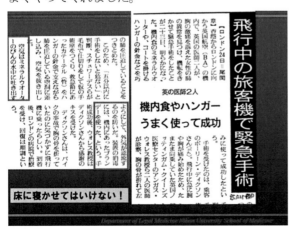

飛行機の中で実は緊急手術をやるということもあります。そんなこと言ったって何もないですから、どうする。空気はミネラルウォーターの瓶の水中に吐き出すようにする。そして、ハンガーを使って、そこへ点滴をぶら下げる。こういう応用力、こういうようなことが非常に大事です。消毒液が足りなくなったら、ブランデー持ってこい。ブランデーはアルコール濃度が高いので消毒に使える。一番飛

行機の中でやってはいけないのは、床に寝かせてはいけない。床は室温が低いのです。凍え死ぬ可能性があるのです。だから椅子を３つ空けて寝かせるのは良いですけれども、床に寝かせてはいけません。こういうことを教えます。

機内で心停止したときどうするか。蘇生には自動体外式の除細動器、AED[8]が今では備えてあります。ドクターコールをすると看護師さんが来るのですけれども、医療行為をやるときには、お医者さんの命令がなくてはいけないのです。今ではどうなるかというと、国際電話が通じて、成田空港に専従のドクターがいて、そのドクターからこういう状況だったら、今AEDやりなさいと命令してもらって、バンとやる。こういうふうになっています。

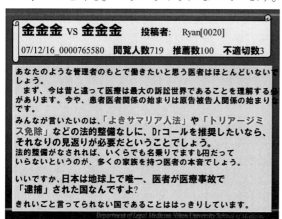

そういうなかで、こういう「金金金」という訳のわからないメールが出るのですけれども、「良きサマリア人の法」や「トリアージミスの免除」などの法的整備なしにドクターコールに出ていったら、それなりの見返りが必要ですよ。この人が私の講義を聴いていないということは一目瞭然にわかります。

日本は地球上で唯一、医者が医療事故で逮捕された国なのですよ。刑事事件は医者が逮捕されるのですよ。外国では逮捕されません。ウソだよね。この前イギリスで医者が逮捕された。そういうことすら知らないで、こんなメールを出している人がいるということで、これはばかメールの代表です。

　こんなことでありまして、皆さん方は医師免許を持っている人だったら、やはり免許を持っているということは、日本の医師免許ですけれども、やはりその後ろに背景があるので、黙って見過ごすことはできないだろうなと、こんなことになりました。

　これからは、少し日本と外国、どういうふうに具体的に違うか。例えばパリ、ストラス

8　AED：自動体外式除細動器。心臓がけいれんし血液を流すポンプ機能を失った状態（心室細動）になった心臓に対して、電気ショックを与え、正常なリズムに戻すための医療機器。

ブール、バーデン・バーデン。何か。4月29日〜5月6日。5月の連休に行ったなとわかります。きれいです。しかし、私の名前となっていますけれども、そこには「CASINO BADEN BADEN」の会員証が載っています。3ユーロと書いてあります。これはなんと、カジノの旅であります。

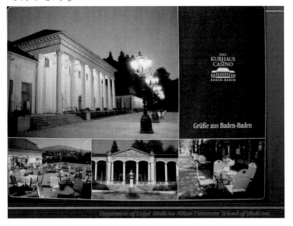

この建物なんだと思いますか。フランスに泊まっていたのですけれども、ドイツのバーデン・バーデンが良いというので、バーデン・バーデンにタクシーで行ったのです。なんとかに行ってくれと言ったら、お客さん、何者ですかという顔をして見られますけれども、そのときにはわざとサングラスをかけて、何もしゃべらない。やっちゃんだなとわかるようにする。なんとかなんとか！と言うだけだから。着いたら区役所だと思います。区役所ビルかと思ったら、これがカジノなのです。凄くきれいです。

100ユーロ。1、2、3、4、5、6、600ユーロ、これが元金。それが、儲かった。400ユーロ儲かった。

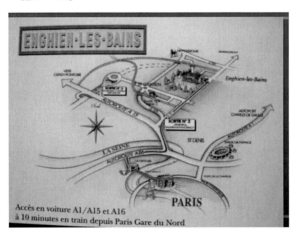

パリです。パリの市内にカジノをつくってはいけないと決めたのはナポレオンなのです。ナポレオンはカジノをやると、都市が潰れてしまうからと言ってパリの市内につくらせなかった。タクシーで5000円ぐらいかかります。街外れに連れていかれました。凄いです。もう普通の所ではないです。黄金に輝いています。両替しました。そして稼ぎました。どのくらい稼いだか。500ユーロ札で2500ユーロ。プラスで4600ユーロまでいった。元金600ユーロがこうなる。これをカジノと言う。日本で今はコロナの問題があるので、カジノはできません。昔は闇カジノに行っていたら、同級生が警視庁にいて、「おまえを逮捕するわけにいかない。国内でやるのをやめろ！」と言われて、「その代わり何やったらいいですか？」と聞いたら、「ここのパチンコ屋は警視庁御用達だから、パチンコに行け！」と言われて、パチンコで勝つことを調べているのですけれども、パチンコで、2時間でいくら稼いだか知っていますか？　4円パチンコでした。2時間で16万円稼ぎました。出るときは出るのです。それに溺れてはいけないです。

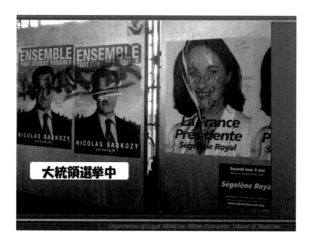

カジノから地下鉄で帰ってきたのですけれども、地下鉄の駅に大統領選のポスターが貼ってありました。皆さんわかりますよね。フランス大統領候補です。どちらが勝ったのですか。大統領選挙のポスターに落書きして、切り刻んだりしているのです。こんな国で良いのですか。人権とはこんなものですかと思う。それでつい写真撮ってしまいましたけれども。日本でこんなことをしたら大変です。とんでもないことになりますけれども、フランスの常識、大統領選挙中のものです。これを見て飛行機に乗りました。

　帰りの飛行機に乗ったら、なんと、前が壁になっている席に座りました。ここは楽です。前のお客さんを心配しなくて良いので一番楽な席です。あんなに勝って、8倍ぐらいになったわけですから、意気揚々と帰国の途につきました。ANAで帰ってきた。

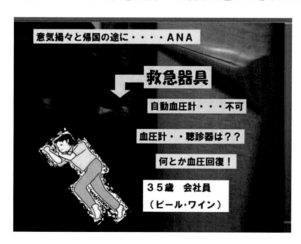

　そうしたら、後ろから歩いてきた人が、私の目の前でバタッと倒れたのです。この前はトイレです。35歳の会社員。何したのおまえと聞いたら、ビールとワインを飲み過ぎた。実は飛行機の中というのは、皆さんもご存じのように、空気が薄いのです。だからビールとかワインを飲むと、普通のときの倍位酔いやすい。それ知らない人が多いのです。そして良い調子で飲んだらバタッと倒れて、おいおいおい。動かなくなってしまった。

　その目の前の所に救急器具があるからと、そこから取ってきて、見たら自動血圧計が壊れている。血圧計や聴診器見たら、おいおい大丈夫かよ。何とか血圧測ったけれども、血圧は回復している。そのうちつねってやったら、「いてっ！」と言った。意識がある。一番良いのはつねると、痛がるのです。そしてなんとか大丈夫だということになった。そうしたらJALではないのです、これはANAです。JALでは押田と言った瞬間に、私は経験していないのですけれども、私が協力したJALの事故の半年後に、乗ったときに念のため言ってみるかと、「俺たち法医学会に行くので、押田先生の仲間だ」と言った瞬間に、

エコノミークラスからファーストクラスに全員移って、飲み放題、食べ放題だったそうです。全員が押田先生のおかげで、こんなに良い思いしたと言った。良い思いしていないのは私だけですけれども。ＡＮＡだから何も知らない。

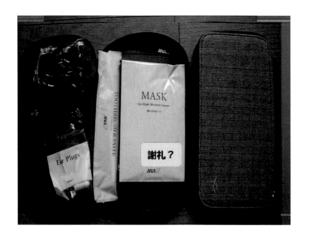

なんて言ったと思います？　ありがとうございます、もない。突然何か袋に入れて、バサッと持ってきた。見たら、ファーストクラスで配っているものなのです。これをお礼のつもりで持ってきた。ばかじゃないか、こいつらと思う。フランスのワイン持ってくるなら良いです。なんじゃこりゃ！こんなものでお礼だと言っているのか。成田空港に着いたら、私より先に従業員が降りていったのです。私にありがとうございますも言わないのだ。許すわけにいかないでしょう。

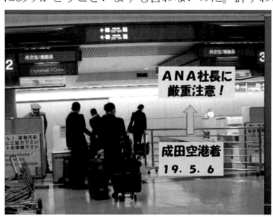

すぐにＡＮＡの社長に直で電話して、「こんなことで良いのか！」と言ったら厳重注意にもちろんなります。大変なことになって、社長の前で土下座になりますから。これがＡＮＡの現実でした。ＪＡＬだったらこんなことしたらとんでもないことになって、社長が私の所へ来て、ありがとうございますということになるはずですけれども、これがＡＮＡです。

2．海外旅行と保険

（1）医療費の違い

海外旅行と保険の話もいたしましょう。1976 年に初めて海外旅行に行ったのです。1942年生まれですから、34 歳ぐらいの時です。初めての赤ゲット旅行です。「海外旅行ではなくて、国際学会へ行けばいい。おまえは演題を出していないのだから、英語でしゃべる必要はない。だから一緒に行こう！」と言われて、それで連れてこられた。行ったら、講演で演題を出していないのは私だけで、あとの人は全員みんなしゃべったので、もうビック

リ仰天して、「おまえはいつ出るのだ？」と言われて、つい、下を向いてしまいました。これが初の赤ゲット旅行、私もまだ若かったです。

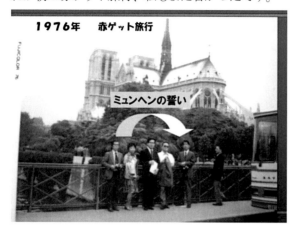

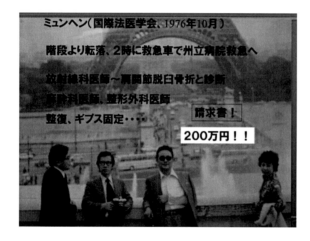

ここで「ミュンヘンの誓い」というのをやりました。何か。ちょうど右側の二人。九州大学の助教授と、それから長崎大学の助教授の大谷勲[9]先生と一緒だった。二人は私より年上ですけれども、ミュンヘンの誓いというのをやった。初めてミュンヘンの学会に行ったのですけれども、この三人のうち、誰か一人がもし出世をしたら、ほかの二人は全面的に協力する。これをミュンヘンの誓いという。三人とも非常に息が合ったものですから、それをやりました。そうしましたら、この長崎大の大谷助教授が、ミュンヘンの国際学会で、階段から転落しまして、夜中の2時に「痛い、痛い！」と言うものだから、しょうがない、救急車で州立病院に連れて行ったのです。州立病院で、放射線科の医師が、肩関節脱臼と診断。そして麻酔科の医師と整形外科の医師が来て、

整復、ギプス固定してくれた。左肩全部包帯で巻かれています。そのあとにパリに帰ってきたときの写真です。請求書、いくらきたでしょうか？　はい。日本円で。

——200万円とかですか？

正解！200万円だよ。みんなポケットから出して、金ないですから。「おいおいおい。どうする？」と言ったら、保険に入っていました。旅行保険で全部払ってくれた。海外旅行へ行くときに旅行保険に入っていないと大変です。州立病院でこの請求額です。そのあと別の時にパリで、私たちと一緒に行った人が、強盗に突き飛ばされてケガをして、やはり200万円請求書が来ました。

---

[9] 大谷　勲：法医学者。岐阜大学卒業（昭和38年）、長崎大助教授を経て、岐阜大教授（昭和59年）。瑞宝中綬章（平成29年）。死亡（80歳）。

私と別の先生は、ある歌声喫茶ではないけれども、キャバレーみたいな所へ行きました。ケガをしたグループは手が動きませんので、チューリッヒの高級料理店があったので、そこへ行ったのです。そうしたら、ネクタイなしの人は入れませんと、高級料理店ですから断られた。「手を見てくれ。肩骨折しているからネクタイは巻けないよ！」と言ったら、オッケーです。どうぞと言って入りました。奥へ入ったら、一番奥にどこかで見た顔がある。どこかで見た人だな。有名な人。これを見た瞬間に、「あっ！あれはダリだ！サインをもらおう！」と。なぜわかったかと言うと、奥さんが日本人で、自分たちが日本人だと言えば、

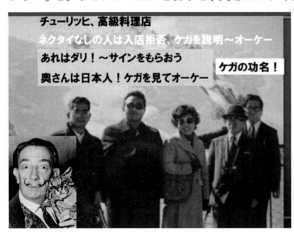

絶対サインしてもらえると言って、「私は日本人でけがをしています」と言った瞬間に、ダリが「ダリ」とサインしてくれた。いくらすると思います。ダリのサインなんか持っている人いないのだから。絶対にチューリッヒではサインをしないというので有名でした。けがのおかげでダリのサインもらってきて、これ大変ですよ。この顔と名前を知っていて、奥さんが日本人だと知っていたから、サインがもらえた。これはけがの功名！

　世界の医療費は全然違うのです。盲腸になったときに、ハワイの人はファーストクラスに乗って、東京に来て、1週間高級ホテルに泊まって、病院にかかって、またファーストクラスで帰って、それでも安いのです。そのくらい外国の医療費は高い。こういうことを

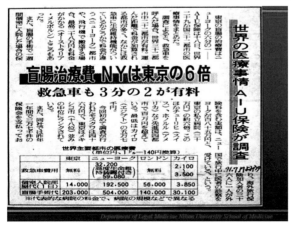

知らないといけない。日本ほど医療費が安い所なんてない。皆保険になっているからです。アメリカでは保険に入っている人は半分です。あの「ER」という番組がありますけれども、あれはアメリカの普通の病院ではないのです。保険に入っていない人がかかっている所だから、覚せい剤とかああいう人たちが多いのです。薬や医療費が全然違います。

　「欧米の3-4倍」ところが、日本の場合、薬が高いのです。医療費は安いのです。だから外国へ行って薬を買って、持ち込もうとすると全部ひっかかるのです。ですから、日本で安くとも外国へ行くと、手術すると高いです。

(2) 海外の医療と安全

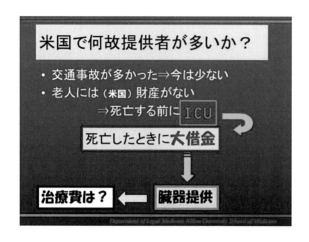

外国の医療は安全ですか。米国でなぜ臓器移植提供者が多いのか。一つは交通事故が多かったから。車の社会ですから。今は少なくなりました。そうすると、臓器提供者がいなくなります。老人には財産がないのです。日本と違って二十歳になった時、遺産相続するのです。日本と違うのです。それが基本です。だからお爺さんがお金持ちというのは、日本だけです。若い時に遺産相続してしまうのです。だから老人には財産がないので、病院に入院したら大変です。死亡する前にＩＣＵに入ると、１日いくらですか？

——300万円くらい？

１日ですよ。大借金ですよ。金が払えないとなるとどうなるか。臓器を提供するとタダになる。だから臓器提供が多いのです。交通事故が多いからなんて言っているのはウソです。大借金のために臓器を提供しているのです。今では全臓器取ります。骨まで取るのです。歯なんか全部取ってしまいますから。皮まで全部剥がす。筋肉まで全部取るのです。だから小さいビニール袋１個になってしまいます。それで医療費はタダになる。この条件で臓器提供が多かった。臓器提供を日本でやりますといくらか。移植にかかる費用ですけれども、なんたって凄いです。何百万円は当たり前です。日本人が外国へ行って肝臓移植やると言ったら、3200万円だけではありません。ほかに研究費１億円払わなければ、５年後です。１億円払うと１週間以内に臓器提供がきます。これは常識なのです。

移植に関する費用（推定）

腎臓移植の費用	費用	備考
国内での腎臓移植	350～400万円	健康保険が適用される
外国で同国人を対象にした腎臓移植	400万円	米国の例
日本人が外国へ出向いて受ける腎臓移植	1,600万円 (800～4,650万円)	米国の例

心臓移植の費用	退院まで	年間（移植した年）
国内で健康保険を使って受けた場合	670万円	1,100万円
米国籍の人が米国で移植を受けた場合	1,300万円	?
日本人が米国で受けた場合	平均2,840万円 (690～7,000万円)	3,270万円

肝臓移植の費用	費用	備考
国内での脳死体からの肝臓移植	800万円	
国内での生体部分肝移植	950万円	ドナー費用150万円
外国で同国人を対象にした肝臓移植	1,200～2,000万円	米国の例
日本人が外国へ出向いて受ける肝臓移植	3,200万円	平均、渡航費用880万円含む。

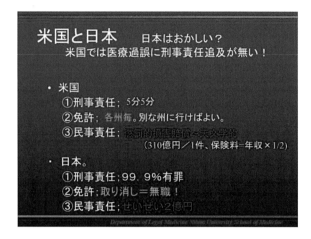

米国と日本　　日本はおかしい？
　　　　米国では医療過誤に刑事責任追及が無い！

- 米国
　①刑事責任；5分5分
　②免許；各州毎。別な州に行けばよい。
　③民事責任；懲罰的損害賠償～天文学的
　　　　　　　（310億円／1件、保険料＝年収×1/2）
- 日本。
　①刑事責任；99．9％有罪
　②免許；取り消し＝無職！
　③民事責任；せいぜい2億円

Department of Legal Medicine Nihon University School of Medicine

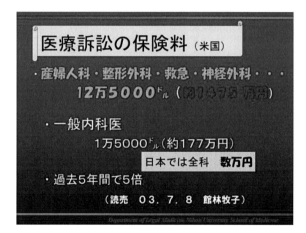

医療訴訟の保険料（米国）

・産婦人科・整形外科・救急・神経外科・・・
12万5000ドル（約1475万円）

・一般内科医
1万5000ドル（約177万円）
日本では全科　数万円

・過去5年間で5倍

（読売　03．7．8　館林牧子）

Department of Legal Medicine Nihon University School of Medicine

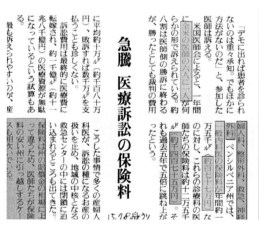

急騰　医療訴訟の保険料

「デモに出れば患者を診られないのは重々承知。でもほかに方法がないのだ」と、参加した医師は訴える。

米国医師会によると、一年間に全米の医師の六人に一人が何らかの形で訴えられている。約八割は医師側の勝訴に終わるが、勝ったとしても裁判の費用に平均約十万ド（約千百八十円）、敗訴すれば数千万ドを払うことも珍しくない。訴訟費用は最終的に医療費に転嫁され、約一千億ド（約十一兆八千億円）の医療資源が無駄になっているという試算もある。

最も訴えられやすいのが、産婦人科・整形外科、救急、神経外科（ペンシルベニア州では、一般内科医の保険料が年間約一万五千ド＜約百七十七万円な＞）に対し、これらの診療科の医師たちの保険料は約十二万五千ド＜約千四百七十五万円＞。それも過去五年で五倍に跳ね上がったという。

こうした事情で多くの産婦人科医が、訴訟の種になるお産の扱いを止め、地域の中核となる救急センターの中には閉鎖に追い込まれるところも出てきた。

保険料の高い州と安い州で違うため、医師たちが保険料の安い州に引っ越しするケースも相次いでいる。

15.7.8よみうり

　そういうなかで、日本とアメリカでどこが違うかと、前にもお話ししましたように、米国では医療過誤に刑事責任追及がないと言っているのが誤りで、これは少ないのです。ないのではなくて少ない。それから刑事責任は、日本では起訴されれば99.9％有罪です。アメリカでは、刑事責任は五分五分です。だからアメリカで、刑事責任で起訴されても、みんなチャランチャランゴルフやったりして遊んでいるのです。五分五分ですから。それから、日本では医師免許取消になると無職になってしまいます。ところがアメリカでは州毎の医師免許ですから、別の州に行けばお医者さんができる。それから、せいぜい日本では民事責任2億円ですけれども、アメリカでは1件で310億円です。丸が全然違う。保険料だけで、前にお話ししたように、一般の内科医で177万円です。日本では3万円～5万円です。ところが、アメリカでは科によって違うのです。産婦人科・整形外科・救急・神経外科というのは、訴えられて負けやすいのですが、保険料に払うお金が12万ドル、1475万円の掛金です。損害賠償310億円ですから。こういうことを知っておく必要あります。アメリカでは、医療訴訟の保険料がどんどん高くなって、州によって違うのです。ということを知っておく必要ある。

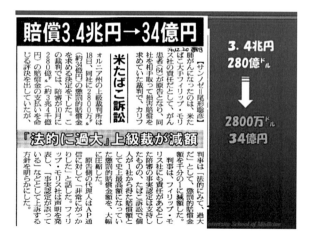

アメリカでタバコを毎日吸っていたおばちゃんが、肺がんになったら、勝った！とタバコ会社を訴えて、「おまえたちのせいで肺がんになった。3兆4000億円払え！」という判決が出た。わかりますか。このおばさん、未成年の時から毎日タバコを吸いに吸って、やっとお婆ちゃんになった時、念願の肺がんになった。アメリカで肺がんは10万人死んでいますよ。10万人×3兆円、いくらですか。計算できません。アメリカのタバコ会社だって、これを捨ておくわけにはゆかないので、控訴しました。なんと控訴したら34億円に激減した。

　日本人が日本たばこ会社を訴えようとした。ばかですよ。日本で訴えても一銭も出ません。それは常識です。「あなたは『吸いすぎると肺がんになりますよ』と注意が書いてあるのに吸ったのはあなた、あなたの責任でしょ」と言われて、はい終わり。アメリカでは、未成年の時からタバコを吸って吸って吸いまくると、3兆4000億円。これがアメリカのシステムです。

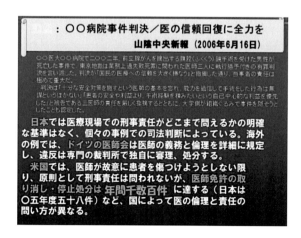

　それに対してドイツでは、免許取消があるかないかというのですけれども、実は医師免許の取り消し・停止が米国では年間千数百件ある。日本では58件ぐらいだったと言うのですけれども、ほとんどが殺人とか、麻薬・大麻・アヘンで2回目に捕まった人です。医療行為でなった人はほとんどいないのです、日本の場合。これが基本であります。

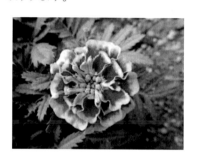

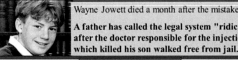

Anger as fatal jab doctor freed

Tuesday, 23 September

Wayne Jowett died a month after the mistake

A father has called the legal system "ridiculous" after the doctor responsible for the injection which killed his son walked free from jail.

Dr Feda Mulhem was sentenced to eight months after admitting unlawfully killing cancer patient Wayne Jowett and a further 10 months on five unrelated assault charges. But having already served 11 months on remand - more than half his sentence - Mulhem, of Stanley Road, Leicester, was released from custody.

Mr Jowett, 18, died after a toxic cancer drug was wrongly injected into his spine at Nottingham's Queen's Medical Centre in 2001. The teenager was undergoing treatment for a form of leukaemia when the mistake happened - and was actually in

実際どうなってゆくのだろうかと言うのですけれども、アメリカでは医療過誤で刑事責任の追及はないと言っていますけれどもウソです。イギリスでも実は逮捕されています。これを知らない人が多いのです。現物記事がこれです。実際に刑事責任を追及されることがあるというのは常識であります。それを知らないで、さも知ったかぶりをしている。

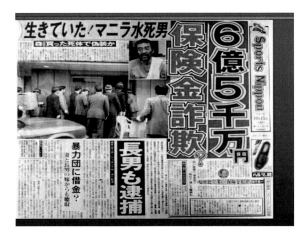

日本の場合と外国で、一番違うのはここです。これはマニラで水死事故があった。みんなが見ている前で酒を飲んで、みんなが見ている前で「俺、泳ぎに行ってくるよ」と言って、みんなが見ている前で泳いでいって、帰ってこない。えっ！と言ったら、2日後に水死体で発見された。死んじゃったよ！みんなが見ているわけですから。みんなが見ている前で泳ぎに行ったのに水死体になってきた。

　保険料、多額に入っている。6億5000万円入っていた。死体が発見されたので払いました。ところが、何年か経ったら本人が日本に遊びに来た。死体は赤の他人だった。似ている人で、3日ぐらい経つと、腐敗真っ黒けのデブになるからわからないのです。死体をいくらで買うか。ある国では3万円。ある国では500万円。3万円で買っている。おまえこれはあげるから家族に渡せと、代わりに水死体になって浮いた。本人は別な所まで泳ぎに泳ぎまくって、みんなに見えない所からこっそり船で帰ってきて、それで6億5000万円出たというのでした。喜んで日本の同級生の所に遊びに来てしまった。それで捕まった。6億5000万円です。日本の保険でそんなのはないです。

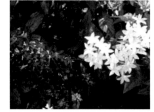

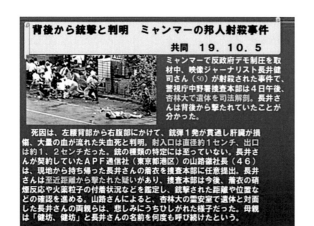

背後から銃撃と判明　ミャンマーの邦人射殺事件

共同　19.10.5

ミャンマーで反政府デモ制圧を取材中、映像ジャーナリスト長井健司さん（50）が射殺された事件で、警視庁中野署捜査本部は4日午後、杏林大で遺体を司法解剖。長井さんは背後から撃たれていたことが分かった。

　死因は、左腰背部から右腹部にかけて、銃弾1発が貫通し肝臓が損傷、大量の血が流れた失血死と判明。射入口は直径約1センチ、出口は約1、2センチだった。銃の種類の特定には至っていない。長井さんが契約していたＡＰＦ通信社（東京都港区）の山路徹社長（46）は、現地から持ち帰った長井さんの着衣を捜査本部に任意提出。長井さんは至近距離から撃たれた疑いがあり、捜査本部は今後、着衣の硝煙反応や火薬粒子の付着状況などを鑑定し、銃撃された距離や位置などの確認を進める。山路さんによると、杏林大の霊安室で遺体と対面した長井さんの両親らは、悲しみにうちひしがれた様子だった。母親は「健坊、健坊」と長井さんの名前を何度も呼び続けたという。

　ミャンマーで取材に行ったマスコミの人です。撃ち殺されましたけれども、撃ち殺されても殺される瞬間も全部ビデオに撮って、ビデオを持ってこうやったまま死んでいた。これを"マスコミの鏡"と言う。射入口がありまして、出口がこうだと。射入口径 1cm で出口径が 1.2cm ということは遠射です。遺体が帰ってきて、どこで解剖されたか。東京大学ではありません。慶應大学ではないのです。

なんと、杏林大学でご遺体を解剖した。杏林大学は壇蜜さんが死体処理人でいた大学でもあるし、私の日本大学の教え子の佐藤喜宣[10]教授が、もちろん沖縄にも行っていましたので、射撃についても詳しいので、そっちにいったのです。これが日本の現状です。

トヨタ急加速、運転ミスの可能性…米紙報道

米当局、事故車の一部解析　読売　22.7.14

【ワシントン＝岡田章裕】トヨタ自動車の急加速問題で、米高速道路交通安全局（ＮHTSA）が事故車車両などを解析した結果、運転手がブレーキとアクセルを踏み間違えていた可能性が高いことが分かった。米紙ウォール・ストリート・ジャーナル（電子版）が13日、報じた。ＮHTSAは、衝突事故前後の運転データを記録するために車に搭載されている「イベント・データ・レコーダー」（EDR）を解析した。対象は、「ブレーキを踏んだのに加速した」などと運転手が訴え、データが残っていた車から抽出した。解析の結果、エンジンの燃料弁を制御する電子制御スロットル・システム（ETCS）は、燃料弁を大きく開いて加速するよう電子信号を送っていたことがわかった。ブレーキを踏んだ形跡はなかったことから、運転手がブレーキを踏もうとして誤ってアクセルを踏み込んだ可能性が高いという。ＮHTSAは8月ごろに正式な調査結果を公表する予定だ。

　ＮHTSAによると、トヨタ車の急加速問題を巡っては、3000件を超える苦情が寄せられ、うち人身事故75件、死者数は93人に上っている。米議会は急加速の原因として電子制御系の不具合を疑っていた。一方、トヨタは13日、「我々の調査でも電子制御装置の欠陥が急加速の原因との証拠は見つかっていない」とのコメントを発表した。だが、同紙は「この解析結果により、アクセルペダルがフロアマットに引っかかる問題でのリコール（回収・無償修理）など急加速の原因とされる二つの問題からトヨタが免罪されるわけではない」と指摘している。

　現代ではトヨタ自動車も、外国でもたくさん車は売れているのですけれども、これが運転ミスなのか、それとも車の急加速のための対応策が悪いのかということで、大変です。物凄い金額の損害賠償請求が出てくる。こういうことを知っておく必要があります。

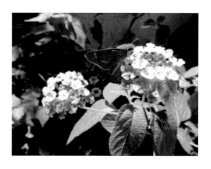

---

[10] 佐藤喜宣：法医学者。1975 年日本大学医学部卒業、講師。琉球大助教授（1982－85）、杏林大学教授
（1987―2016）。杏林大学名誉教授。

３．国際交流

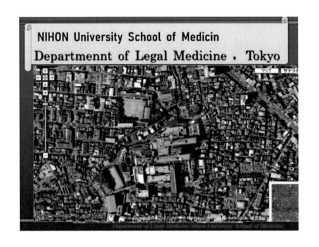

国際交流はどうやってやるのか。皆さんも色々思うと思いますけれども。日本大学の場合には、ニホンユニバーシティはこういう所ですよとこうやって見せます。

交換留学生制度[11]というのがあり、それを顧問でやっていた先生が定年でいなくなったので、押田先生やってくださいと依頼されました。「外国旅行したことはあるけれども、留学したことなんかないよ」と言ったら、交換留学生ですから、日大の医学生が 10 人外国へ夏休みに行ったら、10 人外国からの留学生を引き受けて、その宿は留学生の自宅に泊める。自分たちが行ったときも外国の留学生の自宅に泊めてもらう。そして、1ヶ月間留学していたら、外国の学校の先生のところで勉強できる。

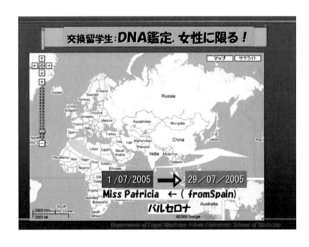

だから今後 10 人外国から呼ぶので、先生なんとか指導してください。わかった。外国から呼ぶのなら条件付けてやる。

ＤＮＡ型鑑定を実習できる、世界で初めてです。ただし女性に限る。女子学生に限るという条件にした。これなら俺受けてやるから。そうしたらオッケーですとなって、最初の夏休みに、すぐに来ました。どこから来たのだ。スペイン。えっ！スペインから日本に来るの。だって日本人がスペインへ行ったから、その見返りで来ました。誰来るの。女性に限る。7 月 1 日～29 日まで、28 日間来ました。バルセロナから来た。

---

[11] 交換留学生制度：交換留学協定を結んでいる海外大学との間で相互に学生を派遣、受け入れを行う制度。

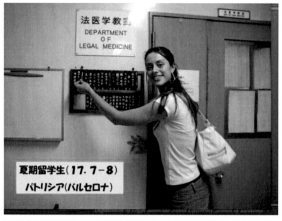

夏期留学生（17.7-8）
パトリシア（バルセロナ）

どんな人が来るのかと思ったら、ばかデカいです。身長が175cmある。だけど凄い美人です。パトリシア、バルセロナから来ました。凄い美人です。しょうがない。私の家内がやっているクラシックバレーを見せたあとに、どこかへ連れていかなければならない。

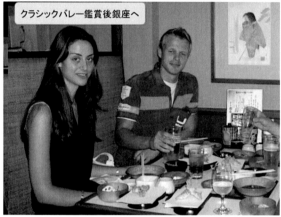

クラシックバレー鑑賞後銀座へ

微生物に来た男子学生と一緒に来たのですけれども、物凄いイケメンです。変な所には連れていけないというので、銀座の寿司屋に連れていった。食べるなんていうものではない。次々くるから。ベロンベロン。こちらは冗談じゃない。くるたびにまた万札が飛んでゆくと思ったのですけれども。物凄く食べるのです。もうビックリ仰天しました。

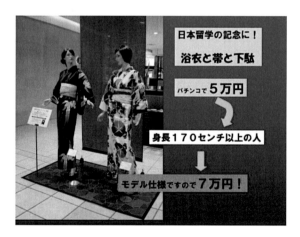

日本留学の記念に！
浴衣と帯と下駄

パチンコで5万円

身長170センチ以上の人

モデル仕様ですので7万円！

必ず帰国する時には日本留学の記念に、浴衣と帯と下駄をプレゼントするというふうに決めたのです。そこで、パチンコで5万円稼ぎました。「はい！」と秘書に渡して、「これで買ってやれ！」と。浴衣なんか1万円もしないのだからと。そうしたら突然電話がかかってきました。「先生大変です。170cm以上の人は、女優さんのものしかありません。1着7万円します」また慌ててパチンコに行って、2万円稼いでやっと買ってきた。やはり175cmの人には日本人の普通のゆかたはないのです。そこまでわかりました。

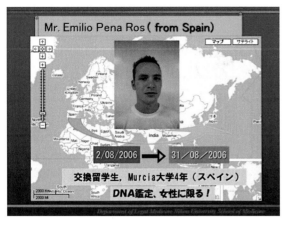

Mr. Emilio Pena Ros (from Spain)

2/08/2006 → 31/08/2006

交換留学生，Murcia大学4年（スペイン）

DNA鑑定、女性に限る！

そして翌年になったら、また来るというのです、スペイン。大学の4年生ですと言って、男性が来たのです。「おまえはホモか！」と言ったら、「いや、男です」と。「おまえ、女性に限ると書いてあるだろ！」と言ったら、「私、DNA型鑑定で別の大学に応募したら、そこが中止になって、そうしたら日本大学はDNA型鑑定できるというから、つい来てしまいました」。

そして、「今度の土日どうするんだ？」と聞いたら、「富士山に登ってきます」。走って3時間で往復してきたのです。「ばかじゃないか、おまえ」3700mですよ。普通の所ではないですが、本当に走ってきた。

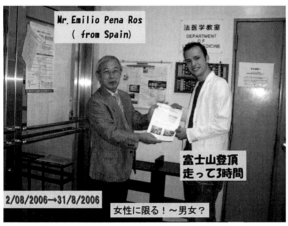

Mr. Emilio Pena Ros (from Spain)

富士山登頂 走って3時間

2/08/2006→31/8/2006

女性に限る！～男女？

「次の土日どこ行くんだ？」と聞いたら、「土曜日は名古屋に行って、日曜日は京都に行きます」。「名古屋のどこへ泊まるのだ？」と聞いたら、海外留学生は、国内の鉄道はタダになるのです。新幹線もタダ。「朝一番で名古屋に行って、最終便で帰ってきて、翌日朝一番の京都行きに乗って、京都行って日帰りしてきます」「ばかかおまえ！」とまたパチンコ屋に行って、名古屋の泊まり賃を出してあげた。

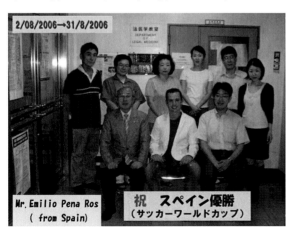

2/08/2006→31/8/2006

Mr. Emilio Pena Ros (from Spain)

祝 スペイン優勝（サッカーワールドカップ）

北海道1泊もしないで、車内で泊まって一周してきたのです。もうとんでもない学生で、「おまえは男だけれども、見直した！」と。いい男です、エミリオくん。そうしたら、その時サッカーワールドカップでスペインが優勝したのです。スペインはサッカーでも世界を制覇していたのです。

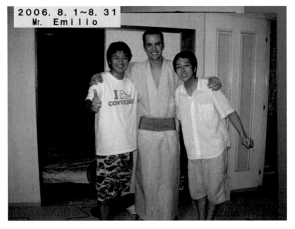

やはり日本人のおまえらとは、ちょっとレベルが違うなと思って、「よし、じゃあ浴衣買ってやる」と置いたら、翌日着てきました。自分で着てきたのです。ちょうどこの両端にいる医学生がスペインに行って、お世話になったからといって彼が来たのです。こういう、必ず行きと帰りがあって、友達の家に寝泊まりするのです。

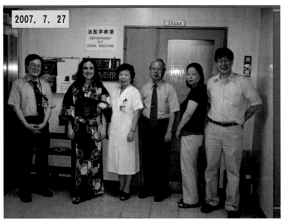

またバルセロナから女子学生が来ました。次々と毎年スペイン人が来るのです。「おまえにも浴衣買ってやる！」と言ったら、浴衣をどうやって着るかプリントを渡したら、本人が着てきたのです。

彼女は今でもDNA型の研究を続けています。

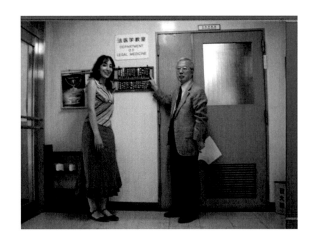

また今度はとんでもない、チュニジアというところから来たいという。チュニジアは知っていますか。知らないでしょう。ちょうど地中海のエジプトの隣の隣から来たのです。170cm以上ある。なんて言ったか。「雪を食べたい！」夏休みに雪を食べたいとは何を考えているのだ。確かに赤道直下で雪国ではないですから、雪を食べるために日本に来ました。ばかじゃねえかこいつはと思ったら、ばかデカいのです。私よりデカいですから。そして、あっと思って、日本大学の雪山に別荘があって、そこに診療所があるので、よし、連れてってやると言って、長野県徳沢診療所というのですけれども、連れて行きました。

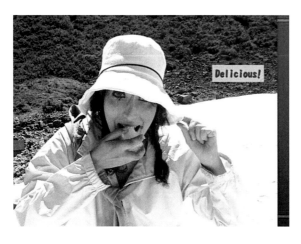

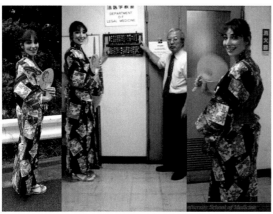

喜びました。「雪国の格好をして雪国連れていけ！」と言ったら、山に行ってなんと雪合戦をやってきた。それだけではなくて、そこにある雪を食べるのです。なんて言ったと思う？「Delicious!」と言った。なんという人たちだ、この留学生は浴衣の着方のプリント見て、完璧に着てきたのです。見てください。後ろも完璧です。頭の良さが全然違うのです。この人のお父さんは厚生大臣です。医学部1校しかないのです。お父さんはそのあとの大統領になる可能性がある。要するに大統領候補のお嬢さんです。「よし、おまえにじゃあ証明書まで書いてやる」と言ったら、帰ったあとに、なんと、政変が起こりました。アラブの春で。全部失脚して、今は行方不明です。

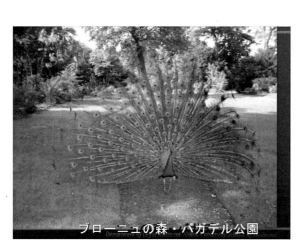

ブローニュの森・バガデル公園

外国は日本と違います。有名なフランスのブローニュの森・バガデル公園と言うのです。どこが違うと思いますか。公園にクジャクがいるのです。「Open!」と言ったら羽を開いた。そのまま開いたまま20匹が私のあとをずっと追いかけて来た。もう逃げるのに大変でした。野生になっているのです。それがバガデル公園。もう走って逃げて、遂にやっと逃げたのです。バガデル公園は凄いです。

91

押田先生の最終講義を受講して

　　押田先生との出会いは足利再審事件でした。私は当時、テレビ朝日「サンデープロジェクト」のディレクターで、ジャーナリストの大谷昭宏さんと共に、DNA型鑑定について聞くために日大法医学教室を訪ねました。押田先生は取材の前に必ず「テスト」と「講義」を実施します。その講義での言葉が、今も私の取材姿勢の柱となっています。

　　　「いつ、どこで、誰がやっても、同じ結果が出るのが科学だ」

　　足利再審事件以降も、押田先生とは取材を超えたお付き合いをさせていただいていますが、どのような場面でも、この姿勢はぶれていません。それは今回、最終法医学講義を受講して、改めて感じました。連発するフレーズ「タダでおかないぞ」も、オリジナルのマジックも全くぶれていませんでした！

　　押田先生から学んだことがもう一つあります。それは「人との出会い、繋がり、人脈」です。自分のための人脈ではなく、社会正義を実現するための人脈作り、それは皆さんがこの書籍となった「最終法医学講義」を読まれていく中で、感じられたのではないかと思います。専門外のことは分かったふりをせず、最も適切な人と力を合わせ、真相に近づいてゆく。そこが押田鑑定の真骨頂だと私は思っています。

　　押田人脈は私の取材人生を変えました。いま私は東日本大震災で甚大な被害を受けた「大川小学校」の津波裁判を闘った人たちのドキュメンタリー映画を制作していますが、そもそも原告代理人の吉岡和弘弁護士と出会うきっかけも押田先生でした。秋田市で2010年に弁護士の津谷裕貴さん（当時55）が刺殺された事件で、遺族側代理人であった吉岡弁護士は、殺害状況を正確に知りたいと押田先生に鑑定を依頼しました。それが縁で私も再現実験を撮影させていただけることになり、さらにそれが今回の大川小の津波裁判の映画制作に進展していきました。押田門下生の一人として、メディアの世界で「真相究明」を続けていきます。

　　今回も貴重な機会を与えていただき、ありがとうございました。

　　　　　　　　　　　　　　　　　　　　　　　　　　　寺田和弘

第十五・講義

性と法医学

1．性と法医学

（1）男の法医学

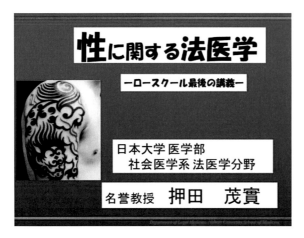

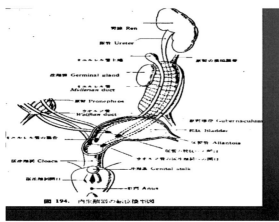

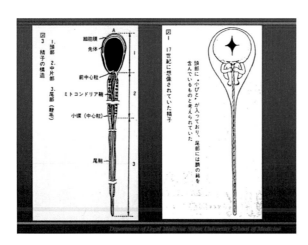

　それでは 15 回目の講義になりますけれども、今日は「性に関する法医学」ということでお話をいたします。

　まず「男の法医学」です。皆さん方がお母さんのお腹の中にいたときに、この性関係の部位っていうのは男女とも同じなのですね。それがあるときから、男性のほうに偏っていったり、女性のほうに偏っていくわけです。そして途中からは、全然別なものになるということになるわけです。

　さあ、この卵子と精子が出会ったときに、どういう遺伝子がくるかによって、男になるか女になるか、これが決まるわけです。

　精子が卵子を求めて泳いでゆくということが特徴です。その構造ですけれども、こんな具合に頭のほうに遺伝子が入っています。長い尻尾があって、延々と卵子を求めて泳いでゆくわけです。ですから昔の人たちは、こういう構造のことを知りませんので、たぶん頭の中に小びとが入っていて、というようなこういう漫画が残っています。これが 17 世紀に想像されていた精子はこんなものだったと、こんなふうに言われています。

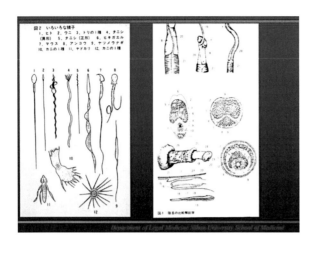

　皆さん方は、精子と言うと、頭があって尻尾があるなと思っていたら大間違いです。色々な精子があるのです。

　一番左がヒトですけれども、あとはウニ・トリ・タニシ・マウス・アンコウ・その他一番下のほうになったらどれが精子だかわからないような、これが精子なのです。色々な形があって、皆さん方の想像を超えている。ということは、発射装置のほうも千差万別、ありとあらゆる形のものがあると、こういうことになるわけです。

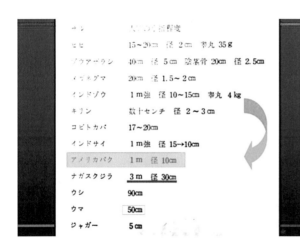

　実際にあるところで比較表というのが出ておりまして、見るとそこに題名が付いていましたけれども、色々な動物の大事なものの比較表、長さを示した表が出てきます。一部をアップしてみますとこんな具合ですけれども、なんと言ってもデカいのは、クジラです。ナガスクジラ、3m、直径30㎝。ドーンとあります。実際に私もクジラの博物館に行って見たことがありますけれども、下に何か落ちているなと思ったら、それがこのクジラの大事なもので3m。一番デカいのはナガスクジラのものです。それに対して、あいつはウマのようだ、デカいなと言う。ウマはせいぜい50㎝。大したことないのです。だって、1mというのもあります。

　ゾウ。しかし、ゾウは体もデカいです。ところが、体はそんなにデカくないのに、ばかデカいというのがあります。

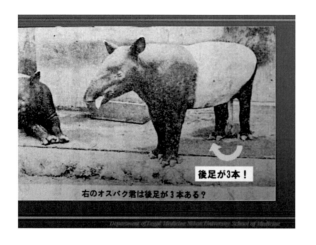

右のオスバク君は後足が３本ある？

後足が３本！

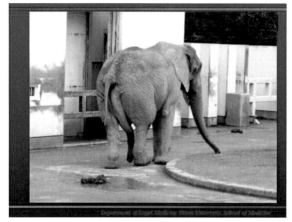

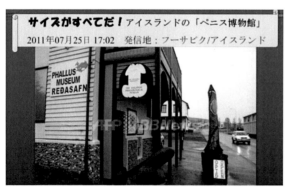

サイズがすべてだ！ アイスランドの「ペニス博物館」

2011年07月25日 17:02　発信地：フーサビク/アイスランド

クジラの巨大なペニスから、小粒サイズの野ネズミの睾丸（こうがん）や、ウシの陰嚢（いんのう）で作ったランプシェード（ランプのかさ）まで、アイスランドの小さな「ペニス博物館（Phallological Museum）」には全部ある。

　これはなんでしょうかというと、アメリカバク。バクってなんですか。知らないです。見たことないです。絶対に見に行ってください。見るなら雄を見なければいけない。前足が２本、後ろ足が３本になっています。足の長さと同じ長さのものがある。皆さん方、自分の足の長さと同じ長さのものを持っていたら、必ずこれは博物館に行かなければいけない代物だと、こういうことになります。このアメリカバクというのは、実際にこういう３本足。でもバクはあまり動物園に行ってもいませんので、代わりに見るものとしたら何か。とにかく前足が２本、後ろ足が３本、これに近いものは、実はゾウです。後ろ足が３本に近い。ですからゾウをばかにしてはいけません。ゾウを見るときには、直立不動して、礼をしてよく見ていただきたいと、こういうことになるわけです。

　数字が出てきたのですけれども、実際にこういう博物館があるということを私は知りまして、クジラの巨大なものから小粒の野ネズミのものまで全部揃っている。世界で唯一ではないかと言われている博物館だそうです。その写真も出てきましたけれども、私はまだ行っていないので、現物は見ておりせんけれども、凄いなということは写真からも伝わってきます。

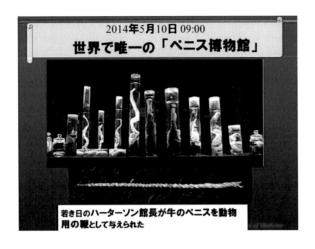

2014年5月10日 09:00
世界で唯一の「ペニス博物館」

若き日のハーターソン館長が牛のペニスを動物
用の鞭として与えられた

もデカいということを表しています。

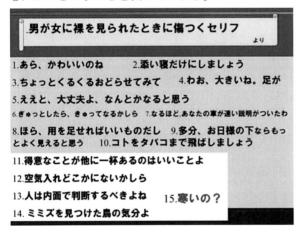

男が女に裸を見られたときに傷つくセリフ
より

1.あら、かわいいのね　　　2.添い寝だけにしましょう
3.ちょっとくるくるおどらせてみて　　4.わお、大きいね。足が
5.ええと、大丈夫よ、なんとかなると思う
6.ぎゅっとしたら、きゅってなるかしら　7.なるほど,あなたの車が速い説明がついたわ
8.ほら、用を足せればいいものだし　9.多分、お日様の下ならもっ
とよく見えると思う　　10.コトをタバコまで飛ばしましょう
11.得意なことが他に一杯あるのはいいことよ
12.空気入れどこかにないかしら
13.人は内面で判断するべきよね　　　15.寒いの？
14. ミミズを見つけた鳥の気分よ

いけないのは、「あなた寒いの？」と言ってはいけない。

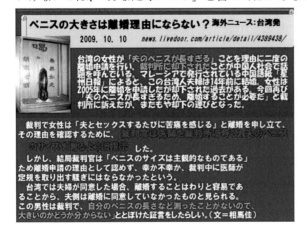

ペニスの大きさは離婚理由にならない？ 海外ニュース：台湾発
2009. 10. 10　news.livedoor.com/article/detail/4389438/

台湾の女性が「夫のペニスが長すぎる」ことを理由に二度の
離婚申請を行い、裁判所に却下されたことが中国人社会で話
題を呼んでいる。マレーシアで発行されている中国語紙「星
州日報」によると、この台湾人夫婦は14年前に結婚。女性は
2005年に離婚を申請したが却下された過去がある。今回再び
「夫のペニスが長すぎるため、離婚することが必要だ」と裁
判所に訴えたが、またもや却下の運びとなった。

裁判で女性は「夫とセックスするたびに苦痛を感じる」と離婚を申し立て、
その理由を確認するために、□□□□□□□□□□□□□□□□
□□□□□□□した。
しかし、結局裁判官は「ペニスのサイズは主観的なものである」
ため離婚申請の理由として認めず、幸か不幸か、裁判中に医師が
定規を取り出す騒ぎにはならなかったという。
台湾では夫婦が同意した場合、離婚することはわりと容易であ
ることから、夫側は離婚に同意していなかったものと見られる。
この男性は裁判で、自分のペニスの長さなど測ったことがないので、
大きいのかどうか分からない」ととぼけた証言をしたらしい。（文＝相馬佳）

全てが実物大ですから、実物の標本。世界で唯一と言われておりますけれども、本当にそうかどうかはわかりません。確かに、ウッー、こうなっているのだということがわかります。この下のところにゴロッとなっていますけれども、これなんだと思いますか。これはなんと、ウシのペニスを動物用の鞭として与えられて、そのときのものだと、こういうふうに言われています。鞭になるぐらい、ウシ

さあ、そういうなかで、男女の仲で問題になるのは、男性が女性に裸を見られたときに傷つくセリフというのがいっぱいあります。「あら、かわいいのね」これ絶対言ってはいけません。あるいは、「わお、大きいわね、足が」と言ってはいけない。あるいは、色々なことを書いてありますけれども、こういうことを言ったらいけません。男の人がこれには傷つきます。それ以外にも15番、絶対言ってはいけないのは、「あなた寒いの？」と言ってはいけない。これはよくできております。

実際にペニスが長すぎるので離婚してくださいという訴えが出た。本当に出たそうです。これは認められるだろうかということになりまして、裁判官は医師を裁判所に呼んで、旦那さんのペニスのサイズを測るように指示した。実際に自分の長さなんか測ったことがないので、大きいかどうかもわからない。他人のものを全部詳細に見ているのは、泌尿器科の先生だけですから、わからない。どうした

らいいの、ということになりますけれども、実際には裁判所で、これは理由にならないといって却下されたというふうに報道されております。

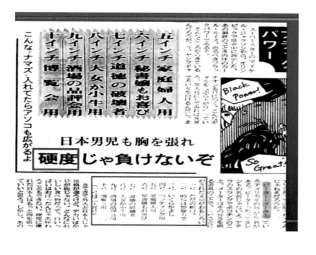

どのくらいの長さならいいのというので、こういう一覧表が出てきまして、1インチというのは、ただの蛇口である。1インチというと2.5cmですから、これはちょっとだめだろうね。2インチ、これだったらなんとかなる。3インチ、7cm。いくらかましであるとか。5インチ、家庭婦人用。だんだんいって秘書嬢もお喜び・道徳の破壊者・大女か子牛用、9インチ、酒場の品評会用。10インチ、25cmになると、博覧会用になると、こういうふうに言われています。長さが問題だと言うのですけれども、実は長さだけではないのです。白人の人たちというのは、普段も緊張してデカくなったときも、実はデカくならない。硬くなるだけで、大きさは同じらしい。ところが日本人というのは、普段は小さい。けれども、いざとなったときに、ムクムクッと大きくなるだけではなくて、硬さでは日本人は負けないぞ。えっ！硬さが問題なのか！となる。

　ところが外国へ行って、これは私が撮った写真です。7cmの人はこちら。20cmぐらいある人はこちらと、20cmの所へ行く人いるのかなと思うのですけれども、こういう大きさによって使い分けてくださいというトイレがあるということを、私はビックリ仰天して写真を撮ってきました。

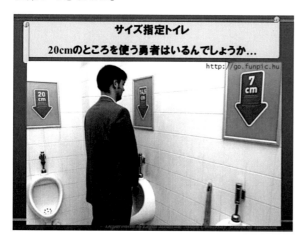

トイレと言えば、こんなビックリしたこともあります。ウクライナ・キエフのトイレです。これは私が撮ったわけではないので、顔写真が載っていました。誰が載っているか。あの野郎め！とそこに向かっておしっこをする。そうすると、漏れなくていいという。こんなことをやっていいのだろうかと思いますけれども、これが実際のものです。

　さあ、そこで正常値とはなんだろうかとなるのですけれども、意外とこれ問題になって、今私のところに弁護士さんからも依頼がありまして、陰部を露出したというのですけれども、これが正常なのか、異常な大きさなのかを調べてほしいという依頼がきているのです。正常値とはいくらなのだろうか。2インチ以上あれば、用は足せると言われています。これはイギリスのロンドン大学のものですけれども、普段は9.2cmで、それが大きくなったときには13.1cmだというのが出ていますけれども、これがどこまで通用するか。日本人の場合どうなのか。こういうことを実際の裁判で問われているようであります。

　そういうなかで、大きければ大きいほどいいのかというと、とんでもないことが起こります。ズボンの中が膨らんでいる。「何かおまえ隠しているだろ？」と言って呼び込まれた。「おまえポケットに何か入っているか？」と言われて、「入っておりません」。「腫物か何かがあるのか？　出せ！」と言われて、実はこれ普段24cmで、いざとなったら 33cm になる大きなものを持った人であって、それを証明するとなると大変で、この人の場合必ず「この大きさですから通してください」という証明書を出してあげますけれども、こういう人もいる。だから小さければ良いか、大きければ良いかと言っても、そういう問題ではない。

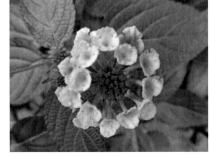

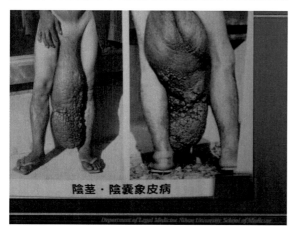

図 227. 陰茎異物症例 (33才)
約1年前に陰茎背部にワゼリン様補填材料の
注入をうけた。(自験例)

陰茎・陰嚢象皮病

実際には硬さが問題です。ハードネススコアというのがある。一番だめなのはこんにゃく、使い物にならない。その次はみかん、途中で萎えてしまうやつ。それからグレープフルーツ。一番強いのはりんごと言われる。これがハードネススコアというふうに言われて、「俺はりんごだ！」と言った瞬間に、本当かな、やっぱり試してみないとわからないという話になります。

小さいので劣等感を持っている。これではいけない。なんとかしてくださいと言ったら、そこにワゼリン様の補填剤が注入されたけれども、もう気持ち悪くて痛くてだめなので、先生取ってください。入れるのは医療ではありません。具合が悪いから取ってくださいというのは医療なのです。

このくらいでドキドキしてはいけないので、アフリカに行くともっと凄いのがあります。歩いているときに、足が3本あるような人がいます。こういう病気があるのです。陰嚢象皮病といって、どんどんリンパ球が溜まってデカくなっていく。どこかでなんとかしないと、歩けなくなりますし、ズボンが穿けないです。おまえなんか隠しているなではなくて、隠しようがないところになってしまいます。

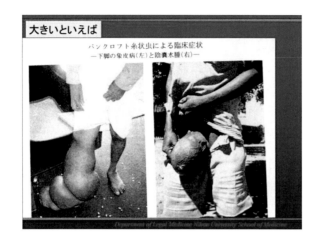

大きいといえば

バンクロフト糸状虫による臨床症状
—下脚の象皮病(左)と陰嚢水腫(右)—

Department of Legal Medicine Nihon University School of Medicine

こういう病気があります。糸状虫（シジョウチュウ）による病気の場合も、どんどんリンパ液が溜まってきますからデカくなって、もうズリズリしたら歩けなくなってしまいます。こういう病気もあるのです。

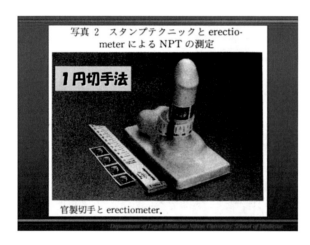

写真 2　スタンプテクニックと erectio-meter による NPT の測定

1円切手法

官製切手と erectiometer.

Department of Legal Medicine Nihon University School of Medicine

私が今から 50 年前に、医学部に入って卒業した頃に教えられたのは、「1 円切手法」というのです。何かと言うと、先生あそこが具合悪いのですと言うと、本当のことを言っているか、ウソついているかを見極めることができるのは、1 円切手で見極めがつく。何かと言うと、夜これは剥がすのではないよと切手を丸く貼っておきます。朝になったとき、この切手が切れていれば、てめえウソつきだろ。

朝方に男性の場合には、知っていると思いますけれども、おしっこが溜まるとムクッと、なぜか大きくなるという、そういう特徴があるのです。この 1 円切手を貼っておくだけで、1 円切手が切れていない人はそのとおり、大きくなっていない。1 円切手が切れていれば、おまえウソついている。こういうことになるのだ。1 円切手法という一番安い方法で確実にわかるのだということを教えられて、私たちはなるほどなと思ったのです。

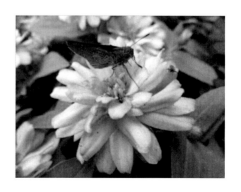

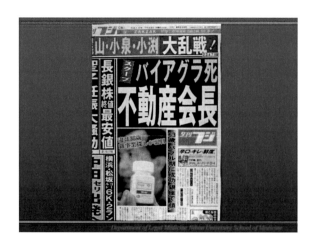

今では大変です。バイアグラ[12]が出てきました。もう大きくならないと言っていたのに、これを飲めばデカくなる。よし！もっとデカくしようと思って、大量に飲んだら、不動産会社の会長が死んでしまった。当然です。元々のバイアグラという薬は、皆さん知らないと思いますけれども、これは大きくするための薬ではなくて、心臓の血管を実は広げるための薬だったのです。臨床治験というのをやるのですけれども、普通やってもみんなやめてくださいという。本当の薬が半分、生理食塩液にちょちょっと粉混ぜたやつが半分。どっちがくるかわからないのですが、このバイアグラだけは、先生またやってください。やめたいという人がゼロ。珍しい薬なのです。心臓が良くなったというのを聞かないけれどもと言ったら、下のほうがモリモリするので、男性でやめてくださいという人がいないというので、そっちを売り出せば良いということで、心臓のほうはほっぽり出して売ったものですから、大量に飲むと心臓の血管がバーッと開いて死んでしまうのです。これがわかってきました。

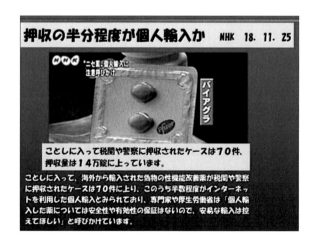

これが外国から入ってきますし、押収される量がめちゃめちゃ凄いことになってきました。何万錠という押収量になる。とにかくアメリカで最初できましたので、アメリカの人というのは、平均身長・体重がデカいですから量が大きいのです。日本人の場合には、もうちょっと小さくして売っていますけれども、できればデカい外人のやつが欲しいと。それを買いたいというので、こういう押収されるようなものが増えたと、こういうことになります。

---

[12] バイアグラ：世界で初めて販売された「勃起不全(ED)」治療薬。製薬会社ファイザーが製造・販売。

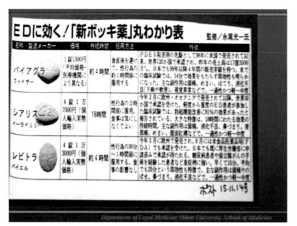

■日本で発売されているED治療薬	バイアグラ	レビトラ	シアリス
通常用量	50mg	10mg	10mg
発売年	1999年	2004年	2007年
効果が出るまでの時間（服用後）	約30分～1時間	約10～30分	約1～2時間
薬の持続時間（勃起状態が持続する時間ではない）	約4時間	約8時間	約36時間
服用するタイミング	性交前約1時間	性交約1時間が望ましい	性交前約1時間～1日半
副作用	ほてり、頭痛、視覚障害	ほてり、頭痛、鼻閉	ほてり、頭痛
価格	医療機関によって異なるが、各治療薬とも約1500円前後で販売		

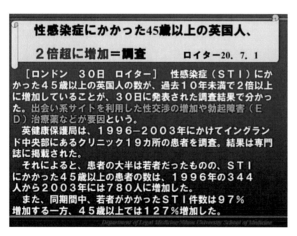

このバイアグラで男は大喜びというふうになったのですけれども、それだけではなくて、あとから次々とレビトラとかシアリスというのも出てきました。こういうもので何が違うかというと、飲んですぐに効く薬と、しばらく経たないと効かない薬があります。

どっちが良いか。さあ、これからというときに飲んだって間に合わないというのもある。それから、今日彼女と会うぞというときに、予め飲んでおいて、その時間帯になったらモリモリ出てくる。さあ、どっちが売れるか。持続時間が長いのが良いか、短いのが良いかという、両方とも良いなというふうになってきました。どんどん色々なタイプの薬が出てきたわけです。インターネットで調べると山ほどこんなのが出てくるので、知らないのは見ないように私はしておりますけれども、こういうふうに山ほど出てくるのです。

そうしましたら、イギリスで大問題になってきました。出会い系サイトを利用した性交渉の増加や、ED[13]、勃起障害と言いますけれども、治療薬などが要因で、実は性感染症が異様に増えてきた。これは社会問題だと、こんなふうになってきた。だから表に出ているものだけではなくて、裏社会ではそこに色々なものがあるということを一部皆さんも知っていただきたかった。こういうふうに思います。

---

13 ED：勃起障害（Erectile Dysfunction）。性行為において十分な勃起（ぼっき）が得られない、または維持できないために満足な性行為を行えない状態。

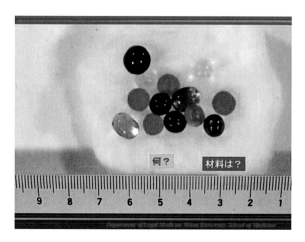

そこへ出てきたのが、たくさんの色違いのものが出てきました。これはなんでしょうか。男の子に聞いてみましょう。これはなんでしょうか？　材料はなに？　普通のものではないです。刑務所の中ではやっているもの。なんだと思う？　刑務所ですから、モノを買うことができません。刑務所で使っているものです。

――トイレビーズですか？

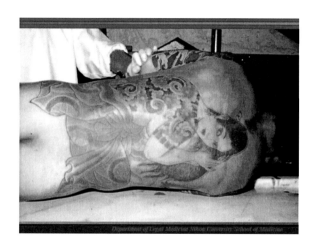

違います。歯ブラシの柄です。色々な人の歯ブラシを切って、それをゴリゴリして丸くするのです。なんのためか。こういうのをやっている人は、大体刺青としてはこの程度。お尻のところにないというのは、これは正規の日本古来の刺青を入れている某暴力団員。十何個入っています。最高21個入っていた人がいましたけれども、これはなんのためにやるのか。もう自慢気に若い連中に見せて、「おまえな、女というのはこれを一度経験したら二度と離れないよ。だから見ろ。俺のところご飯の差入は毎回色々な女が差し入れしてくれるだろ。理由はこれだ」。これを聞いて、みんな真似して歯ブラシを細く切って、ゴロゴロして丸くして入れるのです。入れるのは医療ではありません。痛いから取ってくれと言って、取るのを医療と言います。

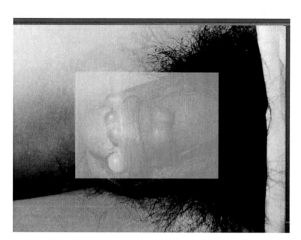

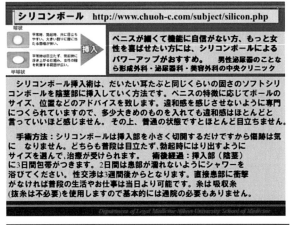

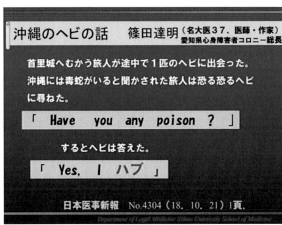

なかには、シリコンボールを入れている集団もあります。実は九州のある暴力団は象牙しか入れてはいけないという組もあります。これは入れたやつを痛いから取ってくれと。女性が離れないのは良いけれども、逆に本人は痛くてしょうがないから取ってくれと、取るのは医療です。闇の世界ではこういうのがはやっている。

さあ、私が若いときに沖縄に行きました。首里城に向かう途中で1匹のヘビに出会いました。沖縄には毒蛇がいると聞かされた旅人は恐る恐るヘビに尋ねました。「Have you any poison？」と聞いた。ヘビが答えました。「Yes, I ハブ」怖いですね。こういう笑い話があるのですけれども、沖縄に行ったときには、ハブを知らなかったらもう命がないですから。ハブ、道路脇にいますからね。ゾロッと出てきますから。不思議ですけれども、島の一つおきにいるのです。不思議です。

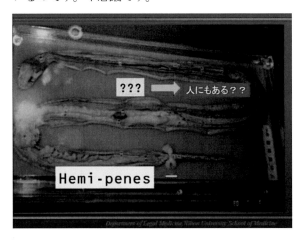

もちろん博物館に行きましたら、ハブ凄いです。口のところがめちゃめちゃ強いです。ご飯を食べて腸のほうにゆくのだなと見ていましたら、下のほうにいったときに、2つ飛び出ています。そこに「Hemi-penes」と書いてある。私は誤字脱字チェック、講義のときにも厳しいのですけれども、博物館でペニスの「i」を「e」と書いているぞと注意しようと思ったのですけれども、待てよ、ここは博物館だからと思って、帰って辞書を見た。「penis」というのは単数形なのです。「penes」が複数形だと気が付きました。つまり、2つあるペニス。これは沖縄に行って勉強しました。

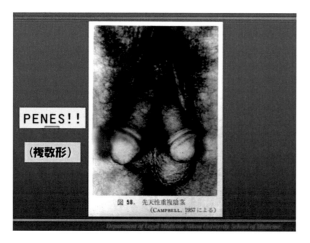

PENES!!

（複数形）

図 58.　先天性重複茎
（CAMPBELL, 1957 による）

「penes」と知ったので、これはひょっとしたら人間にもあるのではないかと思って、世界中の文献を調べ始めたら、イタリアの論文です。えっ！確かにこれは２本あるから「penes」。こういうことがあるのだ。これを上下に描いているばかな漫画がありますけれども間違いで、左右横にあるのが正解なのです。同じ大きさで、昨日は右、今日は左と動かせるかどうか知りたいと思ったのですけれども、外来に１度来て、写真を１回しか撮っていなくて、二度と来なかったと書かれています。

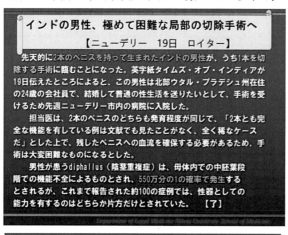

インドの男性、極めて困難な局部の切除手術へ
【ニューデリー　19日　ロイター】
　先天的に2本のペニスを持って生まれたインドの男性が、うち1本を切除する手術に臨むことになった。英字紙タイムズ・オブ・インディアが19日伝えたところによると、この男性は北部ウタル・プラデシュ州在住の24歳の会社員で、結婚して普通の性生活を送りたいとして、手術を受けるため先週ニューデリー市内の病院に入院した。
　担当医は、2本のペニスのどちらも発育程度が同じで、「2本とも完全な機能を有している例は文献でも見たことがなく、全く稀なケースだ」とした上で、残したペニスへの血流を確保する必要があるため、手術は大変困難なものになるとした。
　男性が患うdiphallus（陰茎重複症）は、母体内での中胚葉段階での機能不全によるものとされ、550万分の1の確率で発生するとされるが、これまで報告された約100の症例では、性器としての能力を有するのはどちらか片方だけとされていた。【了】

インド。何億と人が住んでいますから、２本持って生まれた人ですけれども、インドの男性が１本切ってくれということで１本切った。下に書いてありますように、550万分の１の確率で発生するというふうに書いてあります。実際にこういう講義を聞いて、若い医師がアメリカに行ったときに見たら、前後にあったので、これは先生が言った、ウソつきだ。見世物小屋でウソを言って見せていたということがわかりました。

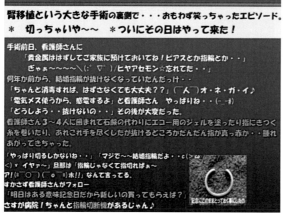

腎移植という大きな手術の裏側で・・・おもわず笑っちゃったエピソード。
＊　切っちゃいや～～　　＊ついにその日はやって来た！
手術前日、看護師さんに
　　「貴金属ははずしてご家族に預けておいてね！ピアスとか指輪とか・・」
　　ぎゃあ～～～～＼(;゜▽゜)/ヒヤアセモン☆忘れてた・・」
何年か前から、結婚指輪が抜けなくなっていたんだっけ・・
　　「ちゃんと消毒すれば、はずさなくても大丈夫？？」（´人｀)オ・ネ・ガ・イ♪
　　「電気メス使うから、感電するよ」と看護師さん　やっぱりね・・(-_-#)
　　「どうしよう・・抜けないの・・」その後が大変だった。
看護師さん3～4人に囲まれて石鹸の代わりにエコー用のジェルを塗った指にきつく糸を巻いたり、あれこれ手を尽くしたが抜けるどころかだんだん指が真っ赤か・・腫れあがってきちゃった。
　「やっぱり切るしかないね・・」「マジで～～結婚指輪だよ・・c(ω」
＜｀ノ゛イヤァ～」旦那は「指輪じゃなくて指切れば～」
ア!(ﾟ□ﾟ)ﾎﾘ!!」なんて言ってる。
すかさず看護師さんがフォロー
　「明日はある意味記念日だから新しいの買ってもらえば？」
さすが病院！ちゃんと指輪切断機があるじゃん♪

さあ、腎臓移植をしようというふうになったのですけれども、そのときに金属は外してくださいと言われたら、何年か前から結婚指輪が抜けなくなった。栄養が良くなって抜けないということがあるのですけれども、みんなでジェル塗ったり色々して、指真っ赤になって取れなかった。これが抜けないと手術ができない。あるいはレントゲンが撮れないということになります。どうしたら良いか。明日はある意味記念日だから、新しいのを買ってもらえばと言って、指輪の切断機で切った。

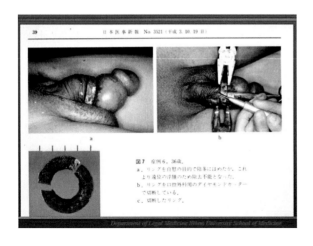

　実は救急隊が必ず持っているものがあります。救急隊は呼ばれたときに、大事な器具を持っていなかったらいけない。大事な器具ってなに。実はこういう丸いリングをはめて遊んでいるうちに、モリモリデカくなって、そのまま抜けなくなってしまったという人が必ずいるのです。このために、金属を切るためのダイヤモンドカッターというのを必ず救急隊は持っている。これを知らないようでは世

の中生きていけませんよということです。

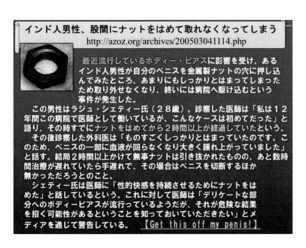

　それに対してインド人はもっと凄いです。ナットをはめた。これはちょっとやそっとの、さっきのダイヤモンドカッターでは切れません。どうするああすると、もう大変なことになったということでありますけれども、こういうことをして遊んでいる人が、世界にはいるということです。

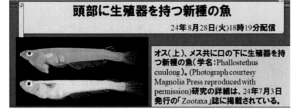

　もっと凄いのがあります。なんでしょうか。英語で書いてあります。何言っているかわからない。日本語に訳すと、頭に生殖器を持つ新しい魚が見つかった。えっ！頭にあるの？　だそうです。こういうことで、男性の話ばかりしていると、これで終わってしまいますので、第二弾は、「女性の法医学」というのに入りたいと思います。

(2) 女の法医学

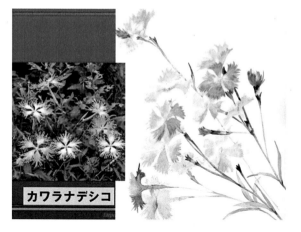

カワラナデシコ

女性と言えば、日本のサッカーはなでしこですから、カワラナデシコということで、女性の法医学。まず一つ目は、女性の特徴と言えば、大きければ魅力があると言われているのですけれども、そうではないのです。脇の下に持っている人がいます。

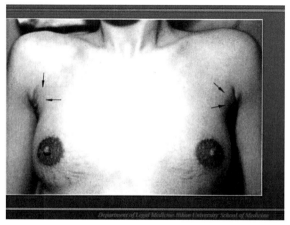

この人4つおっぱいを持ってしまっています。なぜか。だって動物はいっぱい赤ちゃんが一度に生まれるし、おっぱいがいっぱいあるわけです。

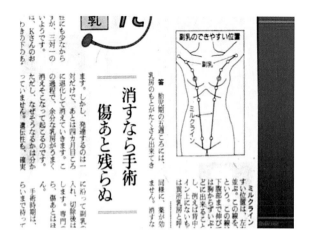

消すなら手術 傷あと残らぬ

人間も実は動物から進化してきていますので、脇の下から実は鼠径部までミルクラインというのがあるのです。そこに本来はあったのです。それが消しそびれて残っている人が、脇の下にあるとか、鼠径部にあるという人がいるのです。これを奇形と言うのですけれども、実際にはこれで見て、上から四番目ぐらいのものが残って大きくなればいい。

108

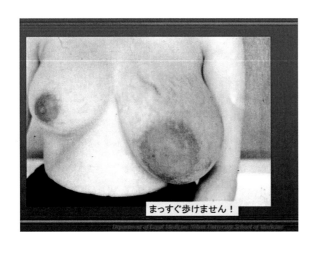

まっすぐ歩けません！

Department of Legal Medicine Nihon University School of Medicine

日本の場合には、より大きく、より大きく。ではもっと大きくしたら良いではないですか。こんなになる人がいるのです。左右で大きさが違う。真っすぐ歩けません。重いほうに偏っていくわけです。実はヨーロッパの美容整形というのは、大きすぎて肩が凝るので、半分以下に小さくしてください。ヨーロッパの美容整形では、乳腺外科で小さくするのがメインです。日本では小さいのをデカくするのがメインです。反対なのです。だから東洋人は、なぜヨーロッパ人に好かれるかというと、小さいからです。小さくなりたいと思っている理想形が東洋人だ、こういうふうに言われる。日本人は、やはり外国人のデカいのに憧れる。こういう特徴があります。

さあ、それからレントゲンなんか撮ってみますと、変なところに写っている。これよくあるのですけれども、放射線科の先生方とレントゲンのことで大ゲンカしたり、色々するのですけれども仲が良いのです。おまえら遊んでいるんじゃないよ、遊びでやった写真だろうと見抜くと、先生なぜわかるのですか。だって、この後ろの尾骨の後ろに異物がある

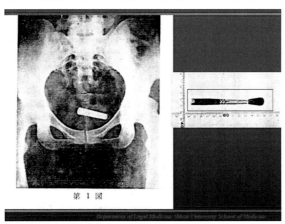

第 1 図

Department of Legal Medicine Nihon University School of Medicine

だろ。ということはお尻の下に置いて、患者さんを騙そうと思って撮った写真だろというふうになるのです。これは違います。尾骨の前にあります。えっ！何が写っているの、これ。これは、実はここの金属部分が写っている。この女性はなぜか筆でもって遊んでいるうちに、中に入ってしまった。こういうケースもあります。

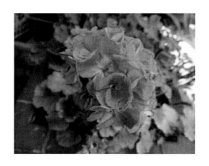

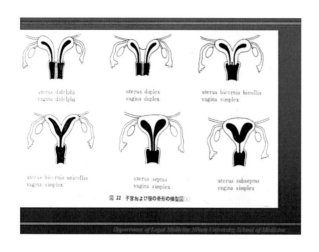

男性に２つあるということは、女性にも２つある場合がある。これを知っておく必要があります。実際あるのです。私もこの右上のようなケースを監察医務院の事例で、実際例を診たことがありますけれども、これ困るのです。左上は良いのですけれども、右下だと外に向かっては１つですけれども、中が２つに割れている。特に右上が困るのです。これだと片方を中絶したけれども、また赤ちゃんが生まれましたよ。先生医療過誤ではないですかと言われる。そうではなくて、２つできているのです。こういうケースもあるということを知っておく必要があります。

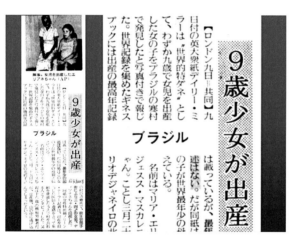

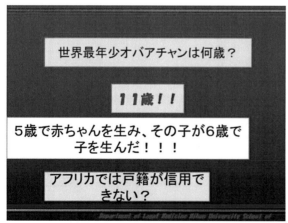

９歳の少女が出産したと大きく出ました。私が実際診たのは小学校の５年生。赤ちゃんができてしまって、しょうがない、もう８ヶ月過ぎていた。それで赤ちゃん産んだら 20 ぐらい奇形があったというケースの話をしました。９歳ではないですよね、世界記録は。前にお話ししました。世界最年少オバアチャンは何歳だったでしょうか。覚えていると思いますが、今日初めての人がいるので聞いてみましょう。でも彼女は、実は私の講義を聴いたことがあるから知っているかもしれません。最年少のオバアチャンは何歳ですか？

——10 何歳だったと思います。

11 歳。５歳で赤ちゃんを産んで、その子が６歳で子どもを産んだ。つまり 11 歳でオバアチャンになったと言われているのですけれど

110

も、ただアフリカでは戸籍が信用できないのではないでしょうかといわれている。一応私が調べている限りでは、9歳で赤ちゃん産んだというのは世界新記録ではなくて、5歳で産んでいる。その子どもが6歳で産んで、もう11歳でオバアチャンになった。皆さん方はもうオジイチャン、オバアチャンになってもいい年ですね。というふうになるわけです。

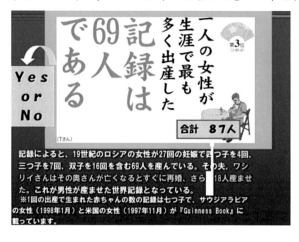

<table>
<tr><td>記録によると、19世紀のロシアの女性が27回の妊娠で四つ子を4回、三つ子を7回、双子を16回含む69人を産んでいる。その夫、ワシリイさんはその奥さんが亡くなるとすぐに再婚、さら□18人産ませた。これが男性が産ませた世界記録となっている。
※1回の出産で生まれた赤ちゃんの数の記録は七つ子で、サウジアラビアの女性（1998年1月）と米国の女性（1997年11月）が『Guinness Book』に載っています。</td></tr>
</table>

それはまた別として、一人の女性が生涯で最も多く出産したのは何人でしょうか。69人、sixty-nine。なんか怪しいなというのですけれども、YesかNoか。これはこちらの女性の方、どうですか？Yesでしょうか。69人産んだと。そんなに生理が続くのですか。実際69人産んでいます。しかし、27回の妊娠で、四つ子を4回、三つ子を7回！凄いな、本当かなと思うのですけれども、69人産んだ。そのあと、この奥さんが亡くなったあとに、旦那さんはすぐに結婚して、18人産ませた。この旦那は。87人子どもをつくった。こんなの新記録ではありません。イスラムの人たちは、200人の子どもを持つのが王様の特権である。こういうふうに言われています。男性は何人だってできますけれども、女性のさすがに世界新記録は、この69人を超えることはないだろう。こういうふうに思います。ですから、1ダースで凄いなんて言っているテレビを観たら、あいつらばかだな。69人がいるのだよということを思い出していただきたい。七つ子を産んだというのがいる。あるいは、本当にアメリカでもサウジアラビアでもいるというふうに言われています。本当だろうか。というふうになります。

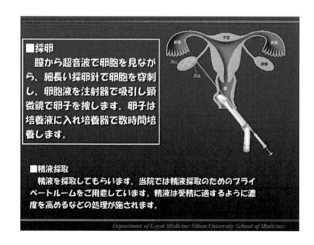

■採卵
膣から超音波で卵胞を見ながら、細長い採卵針で卵胞を穿刺し、卵胞液を注射器で吸引し顕微鏡で卵子を捜します。卵子は培養液に入れ培養器で数時間培養します。

■精液採取
精液を採取してもらいます。当院では精液採取のためのプライベートルームをご用意しています。精液は受精に適するように濃度を高めるなどの処理が施されます。

Department of Legal Medicine Nihon University School of Medicine

新しい生命が誕生するというのは、どういうことなのかというビデオなんかもありますけれども、皆さんもご存じのように、排卵というのは卵巣からポッと出るのですけれども、お腹の中にポロッと出るのです。それをサイというもので、パクっと掴むのですけれども、これを掴み損ねると、下から精子が勢いよくきて、腹腔内に出ている卵子と合体して、これが子宮外の妊娠になってしまうわけです。サイというのは目がないのです。そろそろ出るよねとパクっとやるのですけれども、

111

完全に目が見えない状態でパクっとやっているのですから、だから取り損ねる。昔はこの子宮外妊娠というのは、結構あったのですけれども、若い女性が死ぬ一番確率が高いものだったのです。今では超音波などで確認できますので、死ぬケースは減っています。昔は、私が監察医務院にいた頃には、若い女性が死ぬケースで、顔が色白、美人、そして死んだ。そうしたら子宮外妊娠ということは常識だったのです。

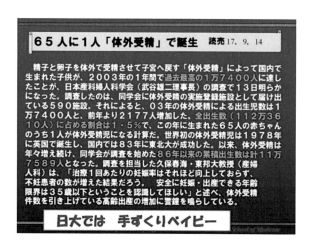

今では体外受精。前にちょっとお話ししましたけれども、これは日本の場合ですけれども、65 人に1 人は体外受精です。もの凄いです。なぜかと言うと、結婚して気が付いたらもう 35 歳過ぎている。普通で赤ちゃんができないと言って、体外受精を受けている人が物凄い数になっている。これが常識でありまして、累計の出生数でも 11 万を超えていると言われるような時代になりました。これを体外受精と日大では言いません。私が来たときに日大では、これは体外受精と言わない。「手づくりベイビー」と言うのだよというマジックをこの前お見せしました。

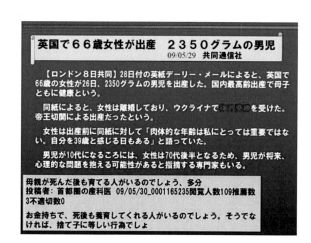

そうしましたら凄いです。イギリス、66 歳の女性が妊娠した。えっ！イギリスでなくてウクライナで体外受精を受けた。イギリスでは受けられないので、外国へ行って受けて、66 歳といったらもう体外受精やめなさいと言うのに、2350g の男の子を産んだ。凄い！

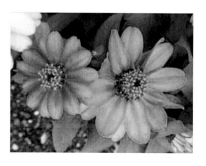

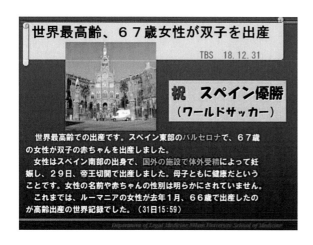

世界最高齢、６７歳女性が双子を出産

TBS 18.12.31

祝　スペイン優勝
（ワールドサッカー）

世界最高齢での出産です。スペイン東部のバルセロナで、６７歳の女性が双子の赤ちゃんを出産しました。

女性はスペイン南部の出身で、国外の施設で体外受精によって妊娠し、２９日、帝王切開で出産しました。母子ともに健康だということです。女性の名前や赤ちゃんの性別は明らかにされていません。

これまでは、ルーマニアの女性が去年１月、６６歳で出産したのが高齢出産の世界記録でした。（31日15:59）

Department of Legal Medicine Nihon University School of Medicine

---

最高齢出産の女性死去　スペイン、２歳の双子残し

共同　21.7.16

【パリ１６日共同】スペインからの１５日の報道によると、同国バルセロナの病院で２００６年１２月、出産の世界最高齢記録となる６７歳で双子を産んだマリア・デル・カルメン・ボウサダさんが死去した。６９歳だった。死因や死去の日時は不明。

ボウサダさんは、体外受精を受ける際に年齢を偽って申告、高齢出産をめぐる医療倫理や体外受精に年齢制限を設けるかどうかなどをめぐる論争が起きていた。２歳の双子を残しての死去で論争が再燃しそうだ。

ＡＰ通信によると、ボウサダさんは０６年、米ロサンゼルスの医療施設で体外受精により妊娠し、バルセロナの病院で帝王切開により双子を産んだ。それまでの最高齢出産記録はルーマニア女性が０５年に女児を産んだ際の６６歳だった。ただ、ボウサダさんは米国の施設に年齢を５５歳と偽って申告していたことや、施設側も確認を怠っていたことが後に判明し問題となった。ボウサダさんは、自分の母親が１０１歳まで生きていたことを挙げ、自分も長生きして子供を育てることに自信を示していたという。ＡＰ通信によると、残された２歳の双子を誰が養育するかなどは分かっていない。

７０歳女性が体外受精で出産　インド、最高齢記録か

産経　20.12.8

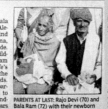

PARENTS AT LAST: Rajo Devi (70) and Bala Ram (72) with their newborn

Bala
Ale
lind
na,
ide.
uild-
tam
fe's
the
ids.
par-
i to
and-
ears
ied.

８日のインド紙タイムズ・オブ・インディアなどによると、インド北部ハリヤナ州に住む７０歳の女性が体外受精で１１月末に女児を出産した。母子ともに健康で、同紙などは世界最高齢出産と報じている。

女性は結婚後５０年以上も子どもができなかったが、今年に入り不妊治療を受けていた。

父親になった男性（７２）は「子どもが欲しいとずっと願っていた。人生の絶頂期を過ぎた時期に子どもを持つことができて、とてもうれしい」と喜びを語った。男性は同州などインドの田舎では、大家族で親戚（しんせき）らが一緒に暮らしているため、高齢での子育てに何ら問題はないとしている。

（共同）

８日付のタイムズ・オブ・インディア紙に掲載された女児を出産した７０歳女性と７２歳の夫の写真と記事

しかし世界新記録ではない。「肉体的な年齢は、私にとっては重要ではない。自分を39歳と感じる日もある」と、この人は言ったというのですけれども、世界最高齢、67歳バルセロナ人が出てきた。えっ！確かにワールドサッカーでスペイン優勝したよね。男性も凄いけれども、67歳女性も凄いよね。

やはりスペインの中ではできないので、国外に行ってウソついて、「私は39歳です」とか言って体外受精を受けて産んでしまった。

しかし、本当に大丈夫かい。最高齢出産の女性が死去してしまった。えっ！2歳の双子を残して死んだ。69歳。大丈夫ですか、そんなお爺さんお婆さん。

大丈夫ですかねと言ったら、インドです。70歳女性が体外受精で出産。写真も出てきました。今度は本物。うぇっ！本当ですか。父親は72歳。子供が二十歳になった時、92歳。奥さん大丈夫ですか。これ本当かどうか私はわかりませんけれども、写真付きで出てきた。写真が付いていればいいじゃない。

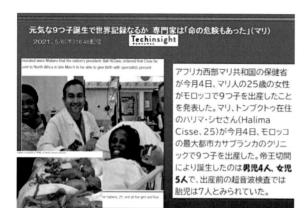

世界初 ˝10つ子˝ 出産は大噓だった！妊娠の事実さえなし 現在、精神病院で診察 2021.6.26 よろず〜

　10人の赤ん坊同時出産の多胎児世界記録は**噓八百**だったようだ。南アフリカに住むゴシアメ・シトールさんは6月上旬、首都プレトリアで"10つ子"を出産したと発表していたが、同市を含むハウテン州の全病院にその記録はなかったという。
　更に最近の検査にはシトールさんが妊娠していないという記録が残っており、現在本人は**精神病院で診察**を受け、その後必要なサポートが提供される予定だ。

　十つ子が生まれたじゃないですか。今年の6月ですよと言ったら、案の定、あれは全部大ウソのものだったということで、これは精神病院で診察を受けている人の話で、嘘八百であった。だからこういうこともあるのです。

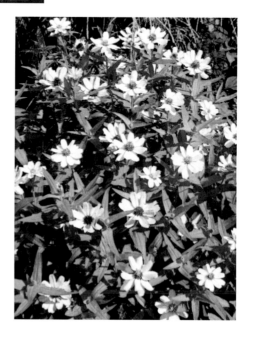

元気な9つ子誕生で世界記録なるか 専門家は「命の危険もあった」（マリ）
2021, 5/6(木) 16:48配信 Techinsight

　アフリカ西部マリ共和国の保健省が今月4日、マリ人の25歳の女性がモロッコで9つ子を出産したことを発表した。マリ、トンブクトゥ在住のハリマ・シセさん（Halima Cisse、25）が今月4日、モロッコの最大都市カサブランカのクリニックで9つ子を出産した。帝王切開により誕生したのは**男児4人、女児5人**で、出産前の超音波検査では胎児は7人とみられていた。

　そうしたら、今度九つ子が生まれた。大丈夫かよと言ったら赤ちゃんの写真が出てきました。男の子が4人、女の子が5人で、超音波検査では、胎児は7人とみられていた。こんな所で大丈夫か。アフリカ西部マリ共和国。大丈夫かな。

２．性に関する法医学

（1）貞操帯とは

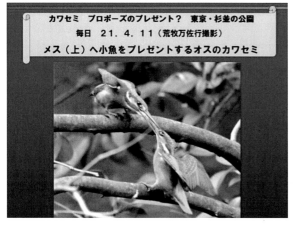

「性に関する法医学」の話も少ししておきたいと思います。なんの写真でしょうか。これはカワセミがプロポーズするときに、雌へ小魚をプレゼントしている雄のカワセミだそうです。

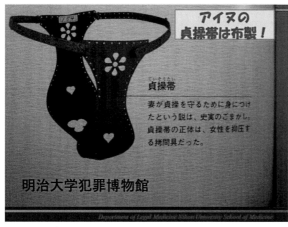

性に関する法医学というと貞操帯。これは明治大学の犯罪博物館に現物があるのですけれども、なんと十字軍の 12 世紀頃の話です。そのときに長く遠征に行くので、妻が男の人と遊んだりしないようにというので、貞操帯をかまして、鍵をかけて行って、元に戻ったら鍵を外すということでやったというが、妻が貞操を守るために身につけたという説は…。歴史の実はごまかしで、貞操帯の正体は、女性を抑圧する拷問具だったという。だって見てください。前のところのハート形のところからおしっこするのです。できますか。だから実際は、旦那さんがいなくなった瞬間に、鍵屋さんに行って、合鍵を作ってもらって外して、それで好き放題遊んで、旦那さんが帰ってくるぞという前の晩に、鍵をかけて、苦しい、苦しいと言っている。これが女性を抑圧するための拷問以外のなにものでもないというふうに書いているのが、明治大学の犯罪博物館。私が言っているわけではありません。

それに対して、北海道のアイヌ博物館に行きましたら、すぐに聞きました。「貞操帯はあるのですか?」どちらさんですかと言うから、「日本大学の教授です。遊びで来たのではありません。アイヌの貞操帯は布だという噂を聞いたので来ました」。どうぞこちらに来てください。2 階の所長室に案内されて、これですと見せられた。実はアイヌの貞操帯は布です。これは哲学です。旦那さん以外には、ほかの人とは交わりませんと言って、布製の貞

操帯を置いていった。これが日本人の考え方。この鋼鉄製のものは、ウソでしょう。こんなものをやって生活しているわけないよ。こんなことになってきました。

(2) 性に関する事件

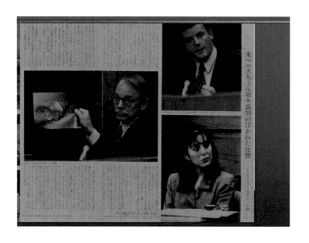

さあ、検察官が何か写真を持っています。なんですか。男性の方、あなたの一番大事なところの写真です。先端部です。先端部ちょん切り事件。アメリカの場合にはロレーナ事件というのです。日本で言えば、阿部定事件[14]。米国版阿部定事件、男性の大事なところをスパッと切ってしまった。そうしましたら、結果的にはロレーナ被告に無罪評決。皆さんもご存じと思いますけれども、法律の女神というのがありますけれども、アメリカの法律の女神は、目隠しをしておりません。目をきょろきょろします。なぜか。黒人が犯人だったら有罪。白人が犯人だったら無罪。これ白人ですから、白人は無罪。アメリカは、刑事裁判は五分五分です。それに対して、良くないというので、ヨーロッパの法律の女神は、なんと目隠しをして、白人か黒人かを見てから考えるようなことはいけませんというものをつくっている（第二巻最後の写真）。こういうことを皆さんに話しています。

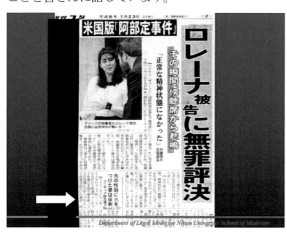

左側下の人はもっと酷いです。夫の性器に火をつけた妻は保釈と書いてあります。そんなことやっていいのかよ。もしスパッと大事なところを切られた場合、今日は男性の方よく覚えてください。車からポイッと捨てた。捨てられたときに、「おい、あったぞ！」。「つながってよかった〜」というふうに、漫画は描いてありますけれども、こんな簡単な話ではありません。

---

[14] 阿部定事件：昭和11年（1936年）5月18日東京・荒川の待合で、愛人の男性を絞殺し、局部を切り取った事件。懲役6年（求刑10年）の判決であった。

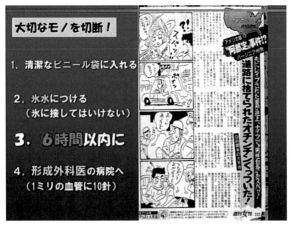

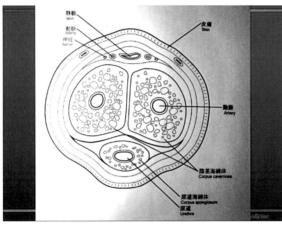

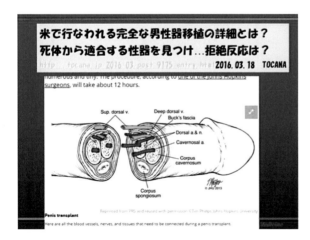

　大切なことです。メモ取ってください。大切なものを切断されたときに、一番目、清潔なビニール袋に入れる。皆さん消毒したビニール袋と言ったってだめだから、まだ使っていない、買ってきたビニール袋に入れる。二番目、氷水につける。氷につけてはいけません。ビニール袋に入れたものを氷水につける。これは大切なところです。三番目、6時間以内に。四番目、形成外科医の病院に行く。普通の医者ではだめです。無理です。1ミリの血管に10針縫わなくてはいけないので、形成外科医しかできません。ですから、形成外科がある病院に行かなければいけない。

　この近くですと、どこへ行くか。日大病院、形成外科あります。それから警察病院、あります。しかし、普通の外科医へ行ったのでは、なかなかつけてもらえません。なぜか。

　断面を見ると血管が山ほどあるのです。動脈・静脈以外に尿管も通っているし、別なのもあるし、これを全部縫うのです。少なくともこれだけボコボコ出てきているのを、1つの血管に10針刺すぐらいの技術を持っている人でなければつながりません。

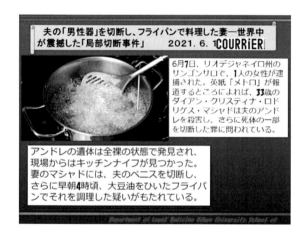

「2度」切り落とされた男性の執念
2021.6.13　COURRiER

最近では、中国でも衝撃的な事件が起こっている。2015年、当時21歳だったフェン・ルンは、夫のファン・ルンが自分の携帯電話から愛人にメッセージを送ったことを知った。彼女はハサミをもって寝室へ向かい、寝ている夫のペニスを切り落とした。夫は切断部分を拾いあげて病院へ向かい、彼のペニスは手術によって無事元にもどった。

しかし、彼が病室で療養していたところ、またしても事件は起こった。夫の病室へこっそり忍び込んだ妻が、ふたたび夫の局部を切り落とし、窓から投げ捨てたのだ。衝撃を受けた夫は大量の血を流しながらも、妻を病院の外まで追いかけたという。だが、その後の必死の捜索にもかかわらず、失われた彼の局部が見つかることはなかった。犬か猫に食べられたのではないかと考えられている。

夫の「男性器」を切断し、フライパンで料理した妻―世界中が震撼した「局部切断事件」
2021.6.1　COURRiER

6月7日、リオデジャネイロ州のリンゴンサロで、1人の女性が逮捕された。英紙「メトロ」が報道するところによれば、33歳のダイアン・クリスティナ・ロドリゲス・マシャドは夫のアンドレを殺害し、さらに死体の一部を切断した罪に問われている。

アンドレの遺体は全裸の状態で発見され、現場からはキッチンナイフが見つかった。妻のマシャドには、夫のペニスを切断し、さらに早朝4時頃、大豆油をひいたフライパンでそれを調理した疑いがもたれている。

中国ではもっと凄いです。一回きり落されたものを大事に持って行ってつないであげて、ああよかった。手術で元に戻ったと思ったら、そこへこっそり病室に忍び込んで、また妻が切って外へ投げた。必死の捜索にもかかわらず、見つかることはなかった。犬か猫に食われたのではないかと言われて、怖いですね。それだけではありません。

男性器を切断して、フライパンで料理してしまった妻がいるそうです。だから、まだ阿部定ぐらいだったら良いですけれども、本当にどうしたのかよくわからない。こういう時代がきています。

（3）形成外科

　私が日大医学部教授になっていたときに、ちょうど新しい形成外科医の佐々木健司[15]教授が新任として入ってきたわけです。えっ！形成外科というのは、実は医学生の時に一度やってみたいなと思っていました。耳がない人に耳をつくってあげる。鼻がない人に鼻をつくってあげる。形成外科医もいいなと思ったら、なんと、私の家内になる予定の同級生が整形外科医になったので、家で怒られ、学校で怒られ、自宅で怒られたらもうだめだと思って、形成外科をやめたのですけれども、形成外科に対しては、物凄く私はこだわりがありました。一度切られたものをつくったのです。つないだのではなくて、つくった。えっ！これが就任講演だったのです。

---

[15] 佐々木健司：形成外科医。鹿児島大卒、東京女子医大教授後日本大学教授（2000年―2009年）。

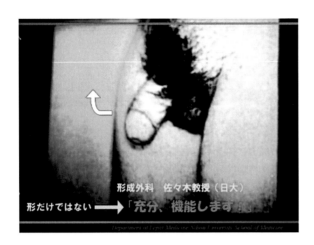

形成外科　佐々木教授（日大）

形だけではない　→　「充分、機能します」

佐々木　健司　先生　日本大学倫理委員会委員長！

日本大学　医学部　形成外科学　主任教授

平成21年9月20日逝去（享年60歳）

佐々木先生が分担執筆された
世界の形成外科医の textbook
である "Plastic Surgery"

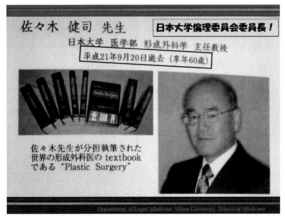

本物の弾丸を的にして空気銃で撃った男性、暴発した弾丸で股間を撃たれる　http://azoz.org/archives/200503301138.php

アメリカ・カンザス州で先週日曜日、ライフル型の空気銃で２２口径の本物の弾丸を的にして遊んでいた男性が、暴発した弾丸に股間を撃たれてしまうという事件が発生した。
この男性はマイケル・ルイス氏（２７歳）で、現在はカンザス州立大学付属病院で治療を受けており、回復に向かっているとのこと。しかしながら、担当保安官グレン・コハノフスキ氏によると、ルイス氏は捜査に非協力的であり、最も重要と思われる点ついて語ろうとしないため、再度詳しい事情を聞く必要があるとしている。
ルイス氏が語ったところでは、日曜日の午前４時半頃、母親の家の庭にあったピクニックテーブルの上に弾丸を置き、それを的として空気銃で撃ったという。ところが命中した瞬間、弾丸が暴発して股間を撃たれてしまったとこのと。弾丸は股間の主要な神経や動脈の少し手前までめり込んでいたものの、性器の機能や生命に危険が及ぶような状態ではなかったという。コハノフスキ氏は「事件の報告書には最も肝心なポイントが書かれていない。それはルイス氏がその夜ずっと酒を飲んで酔っ払っていたという事実だ」との厳しい意見を述べ、今後その点についてルイス氏を更に深く追求するつもりのようだ。
【Bullet hits Delphos man in groin】

それだけではありません。これが役に立つのです。十分機能します。おえっ！と思いまして、この佐々木という先生、すぐにちょっと来いと言って呼んで、「おまえ！本当か、あれ？」と言ったら、「先生、今でも機能しています」。世界で初めて。病気で切り取ったのですけれども、そのあとにかわいそうだというので、太ももの皮膚を使って、そしてつくり上げて、そして機能するように神経もつないだ。こういうことで、「君みたいな人は、倫理委員会の委員になれ！」と言って、私が倫理委員長を辞めたときに、「後任の倫理委員長はおまえだ！」と言ったぐらい私は信用しました。この人は凄いなと思って、倫理委員会の委員長にしたのですけれども、残念ながら60歳の時に急死をしてしまいました。世界で初めてこういうとんでもないことをやった先生です。

結構大事なところがなくなっているケースがあるのです。本物を的にしてタマを撃ってしまった。ばかじゃないのかと思うのだけれども、これは暴発して股間を撃たれたということです。ですから、色々なケースがある。

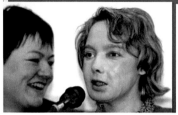

Putting Her Best Face Forward 2006.2.6 9:00am EST
http://www.wired.com/news/technology/gallery/1,70165,1.html

Isabelle Dinoire, the woman who received the world's first partial face transplant with part of a nose, chin and lips on Nov. 27, 2005, addresses reporters during her first appearance at a press conference since the November surgery

昨年11月にフランスで、世界初となる顔面の一部の移植手術を受けた女性が6日（現地時間）、手術後の顔を会見で披露した。そして、かなり不明瞭な発音ながら「他の人たちと同じように」見えるようになったと述べ、普通
の生活を再開したいと語っ

日本語に訳しますと、フランスで世界初となる、顔面の一部の移植手術を受けた女性がいた。手術後の顔を会見で披露した。初めてですね。よく見ると確かに顔面に針の縫い痕が残っています。右側の人です。顔面の移植手術。これを見た瞬間に佐々木先生のところへこの写真を持って行きました。「先生、これ世界で初ですよ」と言ったら、先生見てポイッとした。「何やっているのですか、先生。世界初じゃないですか！」と言ったら、「フランスは腕が悪いな。俺がやったら傷痕が見えないように、やったかやらないかわからないようにして、やってあげるのになあ」と言った。しかし日本では、顔面を整形するのは許されておりません。先生が言うには、「ちょうど鼻の横を通るように皮膚を移植すればいいのに、なんでこんなところにしているのだろうか。フランスばかじゃないの」と、「顔ですから」と言っているけれども、この女性は、喜んでおります。かなり不明瞭な発音ながら、「ほかの人たちと同じように見えるようになった」と述べて、普通の生活を再開したいと語った。

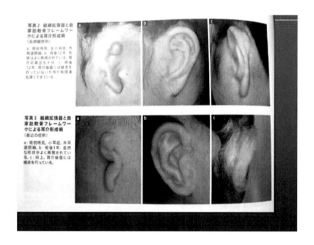

写真2 組織拡張器と自家肋軟骨フレームワークによる耳介形成術
（長頭顔例）
a：術前所見、b：小耳症、外耳道閉鎖、b：術後12年、耳介はよく再現されている。耳介の遊立も十分、c：術後12年、耳介後面には植皮を行っていないけれど耳の血流量も深くできている

写真3 組織拡張器と自家肋軟骨フレームワークによる耳介形成術
（最近の症例）
a：術前所見、小耳症、外耳道閉鎖、b：術後1年、自然で形状がよく再現されている。c：同上、耳介後面には植皮を行っている。

実際にこういう耳がおかしいとか、鼻がおかしいという人、山ほどいるのです。柔道の男性も女性もそうですけれども、優勝した人の耳を、皆さん見たと思いますけれども、あれはもう擦れて擦れて、寝技で擦れて、結局ああいうふうになってしまうのです。私は形成外科医になって、こういう人をなんとか治してあげたいと、日夜思っていたわけです。レスリングとか柔道の人が、耳がああなっているのは、ある面で言うと、あれは金メダルの代わりになっているものですから、隠しようがなくて皆さん出しております。

（4）刺青の話

　さあ、そういうなかで世界一の刺青男！どこにいるでしょうか。世界一。頭にも刺青しています。しかし手見てください。見えるところにはやっておりません。足見てください。見えるところにはやっておりません。あとは全身刺青、表裏やりました。この人は公務員です。大阪大学の解剖学教室の技官だったのです。あるときに、戦争にゆきたいと応募したら、おまえは背が低いから不合格と言われて、頭にきた。俺は日本のためになれる。その根性を見せてやると言って、刺青を入れてくださいと言って入れてもらった。公務員ですから、手と足だけは入れないでもらった。顔も入れないでくれと言って、あとは全身頭から全部入れた。もし俺が死んだら標本になってやる。この標本が大阪大学の標本室に実は残って、私は見てきました。これは凄いなと思ったら、こんなものではありません。

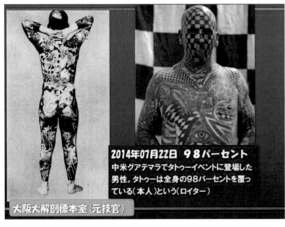

2014年07月22日　98パーセント
中米グアテマラでタトゥーイベントに登場した男性。タトゥーは全身の98パーセントを覆っている（本人）という（ロイター）

大阪大解剖標本室（元技官）

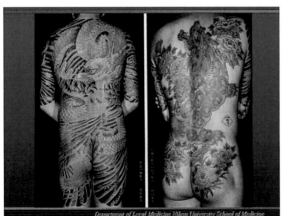

Department of Legal Medicine Nihon University School of Medicine

　世界一の刺青男。なんたって凄いです。顔全部入っています。手も入っているし、足も全部入っています。これは公務員としてはまずいです、だけど全身入れました。どこの人だ。98％入れた。中南米グアテマラで入れた。98％。2％というのは、一番大事なところ、以外は全部入れた。えーっ！こういう人がいるのと言ったら、日本だっていますよ、先生。

　お尻が割れております。前腕には入れていない。完全なやっちゃん。これは結構凄い。龍の刺青になったり、こっちもゆったりしていますけれども、右側は女性かもしれません。今では、これを刺青と言わない。タトゥー。凄いですね。昔では考えられないようなきれいな刺青が入るようになりまして、漫画と同じです。今漫画が全部刺青になっています。

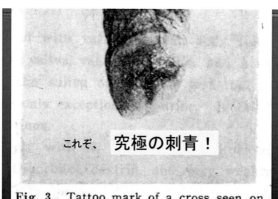

これぞ、**究極の刺青！**

Fig. 3. Tattoo mark of a cross seen on the glans penis of the case No. 2.

究極の刺青です。なんだかわかりますか。この状態ではわかりません。モリモリデカくなると、これが凄いのです。どう凄いかは、皆さん見てみないとわからないと思いますけれども。デカくした状態で刺青を入れているのです。皆さん知っていると思いますけれども、手の指先と唇と陰部は、三大痛覚地点です。デカくした状態で、針で刺されて、それで小さくならない。デカくしたまま入れている。

そしてこの刺青は、蜘蛛の巣を張っているところに蜘蛛がうわっという迫力がある。これこそ究極の刺青。さっきの 98％入れたけれども、2％入れられなかった人、これが究極の刺青だと思う。やれるものならやってみろ。1 針刺しただけで、みんな飛び上がってみんな小さくなって、「あなた今日寒いの？」と、こう言われるわけです。

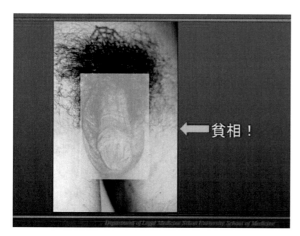

←**貧相！**

これは私が解剖しました。親分の名前を胸に入れていますけれども、親分から破門された人です。最低男。貧相でしょ、これ。どう考えたって。こういうのはだめなのです。それに対して、今では刺青を本当に入れてほしいという人が少ない。

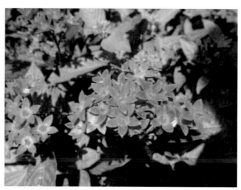

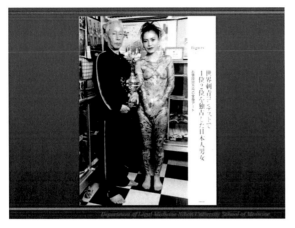

仕方がないから、自分の娘を女の子だけ次々と生んで、全部世界一の刺青を入れて、世界刺青コンテストで1位、2位を独占したという。こんな親方がいますけれども、まあ凄いですね。顔と手足以外は全部入れている。

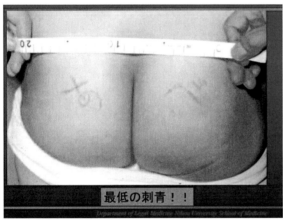

最低の刺青！！

それに対して、最低の男。「あべ」という男は最低です。おまえは俺の女だと、逃げたらいけないと言って、「あべ」と自分の名前を女の人のお尻に入れた。最低男ですね、覚えておいてください。あべというのが日本最低の男。

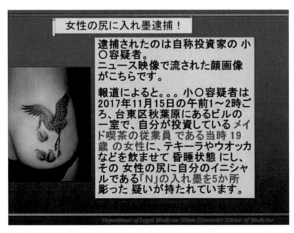

女性のお尻に刺青した男がいます。何やったか。これメイド喫茶の従業員である19歳の女性に、テキーラ・ウォッカなどを飲ませてこん睡状態にして、女性のお尻に自分の名前の「N」の刺青を5ヶ所彫った。こんなばかな奴。こういう奴がいます。もっと酷いのがある。知人の男性の顔に「バカ」と刺青を書いた。こんなの良いのですか。頬を縫い針で傷つけて、墨を入れて直径数cm大の「バカ」という字の刺青をした。こういうのは許されません。

最近、外国人はすごいです。「悲しみの深さのなかに真のよろこびがある」なんていうのを入れている。日本人ではありませんよ、どう考えたって。今人気沸騰している漢字のタトゥー。

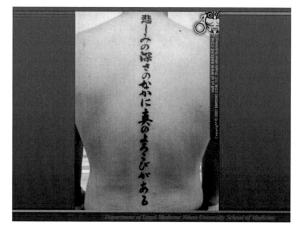

　これ意味わかっているのでしょうか。わかっていないと思いますよ。異様な刺青入れられた人がいます。だから、本当に今は日本の刺青、タトゥーが有名です。本当にこれがはやっているというのはこういうことです。字が読めないで、今回のオリンピックの時でもそうですけれども、マスクなんかにも日本の漫画を入れるのがはやっています。

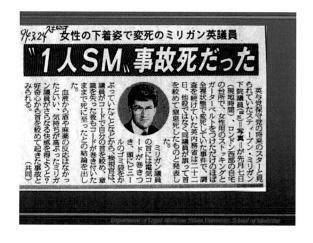

　それだけではありません。世の中にはまだまだ異様な人がいます。1人SM事故死。なんと、イギリスのスターと見られていた下院議員45歳。なんだか変だ、出てこないよねと言ったら、自宅の台所で、女性用のストッキングとガーターベルトをつけただけのほぼ全裸状態で変死していた。首には電気コードが巻きついて、頭にビニールのゴミ袋をかぶっていたことなどから、議員はコードで自分の首を絞め、意識を失った後もコードが巻きついたままで死に至ったとの結論を出した。血液から酒や麻薬の反応はなかったけれども、快感を得ようとしていたのに違いない。

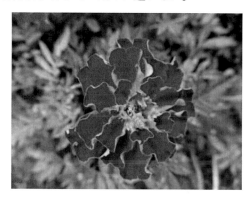

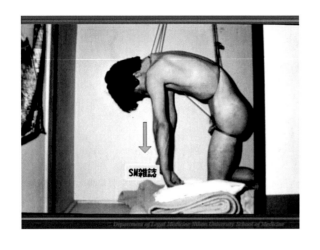

イギリスだけかと思ったら、日本です。ある有名な銀行員が出社してこないというので、探しに行ったら、家空っぽです。おかしいと思って押し入れを開けたら、この状態で死んでいた。手足はぶら下がっているのですけれども、顔の下にSM雑誌が広げられて、そこにこれと同じような写真が載っていた。どこが違うか。SM雑誌のほうは、顎に紐がかかっていたのに、この人は顎にかけていた紐が外れてしまって首にかかって窒息してしまった。こういう人がいます。ですから、皆さん方の周りにもこういう1人SMをやっている人が、結構いるのですよということを知っておいてください。

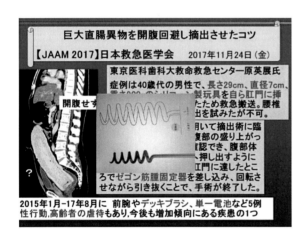

先生ウソついちゃいけませんよ。ウソついていませんよ。なんですかこれ。お腹が痛いとレントゲン撮ったらぶったまげました。何これ。40代の男性ですけれども、お尻からなんと、長さ29cm、直径7cm、重さ900gのシリコン製の玩具を自ら肛門に入れて、遊んでいるうちに取れなくなった。そして、なんとかしてほしいと言って来た。これどうしたらいいですか。どうするの？

——お腹を開けて切る。

　私の講義聴いていないでしょ。昔は外科といったら大きく切る。今は切ってはいけない。切ったら押田先生怒るぞ。全身麻酔をかけて筋弛緩させる。そこへ肛門側に押し出すように、上からグッと押して、例のクリクリクリを使って、グイッと回転させながら引き抜いた。どこにも手術痕がない。これは正解。開腹せず。しかし、それ以外にも自分の腕を入れたという人がいます。抜けなくなっちゃう。デッキブラシを入れた。あんなもの入るか！単一電池、これはよくありますね。これ子どもが食ったケースがあるけど、お尻から入れるか！色々いますよ。こういう人がいるのです。

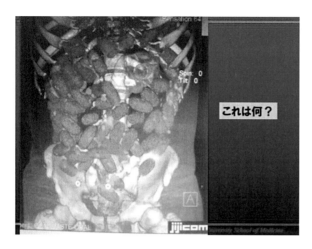

これは何？

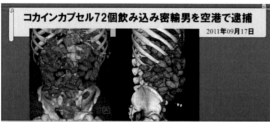

コカインカプセル72個飲み込み密輸男を空港で逮捕

2011年09月17日

9月12日ブラジル・サンパウロのコンゴニャス空港で、20歳のアイルランド人男性がコカインカプセル72個を飲み込み、航空機で欧州に持ち出そうとし逮捕されました。サンパウロ警察が15日に明らかにした。
リオデジャネイロでポルトガル行きの便に乗り換えベルギーのブリュッセルを目指していたが、男性の態度に不審な点が見られ事件が発覚しました。
男性はコカインの容疑を認めた後、病院に搬送され飲み込んでいたカプセルが取り出されました。回収したコカイン総量は830グラムに上り、男は国際麻薬密輸の罪で起訴され、禁固5年から15年の刑 が科される可能性があるという事です。

これは日本ではありませんけれども、外国の空港です。外国から入ってくるときに、おまえちょっと歩き方おかしいな。ちょっと待てとレントゲン撮ったらこれです。これなんですか。手に持っていると捕まるから、コカインのカプセルをがっぽり飲んで。体の中に入れてしまう。72個飲み込んで密輸しようとした。これはお腹をポンポンて突いてやれば、イテテテと言うからすぐバレるのです。コカインの容疑を認めたのですけれども、実際回収したコカイン総量830g。なんと、数千万円。そして密輸ですから、禁錮5年〜15年の刑が予定されている。実際見るとこうです。お腹の中に全部小さいビニールの袋の中に入ったのを飲み込んでいる。こういうことになってきました。

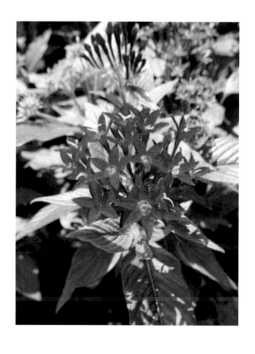

126

3．性に関する世界の感覚

（1）世界で一枚しかない写真

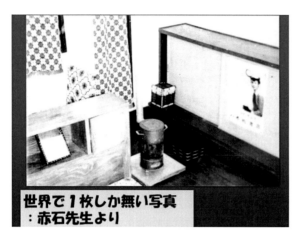

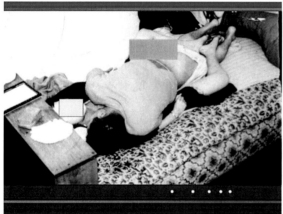

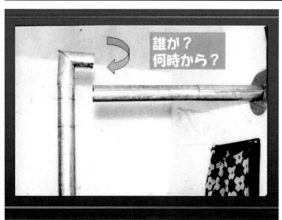

さあ、もう少しサービスで、性に関する日本の感覚と世界の感覚、どういうふうになっているのだろうか。まず日本の感覚。世界で1枚しかない写真を、私の師匠が定年になったときに、自分はもう講義をしないから、おまえにあげる。赤石先生から預かりました。これは昭和20年代ですけれども、赤石先生が教授になった間もなくの頃、だから石油ストーブがあります。そして煙突があります。これは連れ込み宿でした。ある町の町会議員が、会議開催中なのに愛人とこの宿に入ったのです。次のスライドは一切しゃべってはいけない。5秒以上見せてはいけないという赤石先生とのお約束です。

これで終わりです。世界初の、要するに結合したまま死んでいた。「エント」の先を見たら外れていた。最初から外れていれば、工作物責任。激しい運動したために外れたら、自業自得となる。「先生どっちだったのですか？」と聞いたら、「押田くん、この町会議員は町会開催中に抜け出して亡くなったので、奥さまは遺体を引き取って、蹴飛ばしながら火葬していったから、そのあとどうなったかわからないのだよ」と言いました。いつ外れたのか。ここは今で

も謎ですと、赤石先生は言った。これが日本の一番厳しいもの。誰が外したのか。いつから外れていたのか。こういうことであります。

（2）同性愛者に対する罰

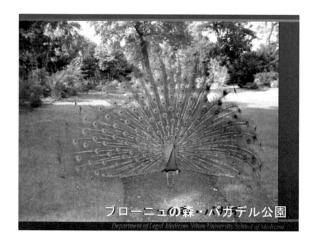

ブローニュの森・バガデル公園
Department of Legal Medicine Nihon University School of Medicine

イラン・イスラム共和国刑法 http://www.sukotan.com/shayda/shayda_2.html

第108条　ソドミーとは二名の男性で行われる性行為で、かつ性器の挿入を含むもののことを指す。
第109条　ソドミーが行われた場合、挿入者と被挿入者はともに処罰の対象となる。
第110条　ソドミーの処罰は死刑であり、執行の方法はイスラム法判事の指示に基づく。
第111条　挿入者と被挿入者がともに成人であり、健康な精神状態で自由意思によりソドミーが行われた場合、これを死刑に処す。
第121条　二名の男性間の挿入を伴わない性行為の場合、両者を100回のむち打ち刑とする。
第123条　二名の血縁関係にない男性が、不必要に全裸で横たわった場合、両者を99回のむち打ち刑とする。
第124条　性欲をもって同性とキスを行った場合、60回のむち打ち刑とする。
Department of Legal Medicine Nihon University School of Medicine

さあ、これはパリのブローニュの森・バガデル公園です。私が歩いていたら鳥が後をつけてきました。何しに来たのだろうと思って、「サービスしろ！」と言ったら、途端にこんなことして。クジャクが20羽私の後を追いかけて、私が餌をあげたりしたものだから、大変なことになって、逃げ回って結局最後は橋を渡って逃げてきましたけれども、これがブローニュの森。だから常識が全然違います。

皆さんはイスラム教を知らないと思いますけれども、私の最初の弟子は、実は中国からの留学生でした。二人目の弟子、これは赤石先生のお弟子さんですけれども、エジプトから来まして、この人が実はイスラム教だった。初めてイスラム教というのを私も身につまされてわかりました。見てください。ソドミー。なんだ。ソドミーとは、2名の男性で行われる性行為である。「ホモオダホモオ」。これは死刑。2人の挿入を伴わない性行為の場合には、両者を100回の鞭打ちの刑とする。そして、2人の血縁関係にない男性が、不必要に全裸で横たわった場合だけでも、両者を99回の鞭打ちの刑。性欲をもって同性とキスをしただけで、60回の鞭打ちの刑。皆さんこういうことを知っていたでしょうか。イスラムと言うのは、皆さんが考えているものと違う。確かに毎日西の方に向かって5回地面に座って礼をする。これを欠かさない。これがイスラムの人。最初に西の方と言われたのを、反対側の東の方を教えたら、東に向かって5回礼していたので、マズいと思って、思い違いをしたと言って謝った瞬間に、大変なことになって殺されそうになったのですけれども、これがわかっているでしょうか。

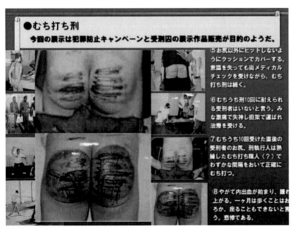

　イスラムにおける同性愛者はどうなるか。同性愛者に対しては、女性であれ、イスラムは最も厳しい処罰を課している。同性愛者を拘束し、立たせ、剣により頭から二分するか、斬首するかして体を二つに割くべきである。死亡したあとは、火葬とするか、山頂から投げ落とすべきである。だから、イスラムの人を火葬にしてしまった日本のケースは大変です。この前お話ししましたけれども、イスラムの人は、こういうホモ以外の人で火葬されるということはないのです。それを日本で火葬されたというので、もうイスラムに帰った瞬間に、あいつはやったなと思われているから、火葬してはいけないのです。穴を掘り、生きたまま焼却してもよいと、こう言っています。イランの最高裁の長官が言った。

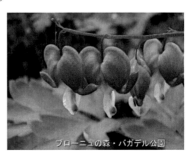

　鞭打ちの刑。極刑に耐えられる健康状態かどうかを、まず入念にメディカルチェックが行われたあとに刑場に連行されて、そして全裸になり、脚立のようなものに縛られて、目隠しをされて、それからビシッと一発目がヒットします。この段階で手加減をすると、今度は手加減をした人が鞭打ちの刑になります。二回目で大体失神します。お尻以外にはヒットしないように、一応ほかはカバーしてあります。鞭打ちの刑 10 回に耐えられる受刑者はいないというふうに言われていますけれども、さあ、10 回受けた場合はどうなるか。直後、1ヶ月間は歩くことができない。座ることもできない。これが鞭打ちの刑。100 回、凄いです。

ブローニュの森・バガテル公園

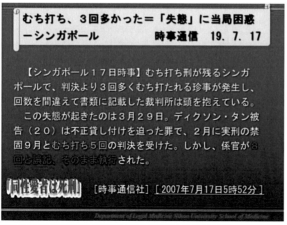

むち打ち、3回多かった＝「失態」に当局困惑
－シンガポール　　　　　　　時事通信　19．7．17

【シンガポール１７日時事】むち打ち刑が残るシンガ
ポールで、判決より３回多くむち打たれる珍事が発生し、
回数を間違えて書類に記載した裁判所は頭を抱えている。
　この失態が起きたのは３月２９日。ディクソン・タン被
告（20）は不正貸し付けを迫った罪で、２月に実刑の禁
固９月とむち打ち５回の判決を受けた。しかし、係官が8
回と誤記、そのまま執行された。

「同性愛者は死刑」［時事通信社］［2007年7月17日5時52分］

シンガポール、ここもイスラム
ですけれども、鞭打ちの刑５回の
判決を受けたのに、なんと係官が
間違えて８回と書いて、そのまま
執行されて、3 回余計に打ったと
いったら、打った係官も３回の鞭
打ちの刑にならざるを得ない。こ
ういうことです。

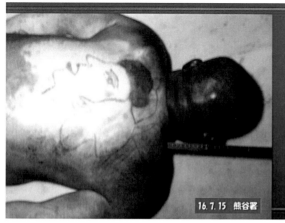

16.7.15　熊谷署

さあ、これは熊谷のケースです。
外国人ですけれども、変な刺青し
ていますよと言われて診た。まだ
途中の刺青だなと思っていたら、
そうではないのです。何これ。な
んかしようとしているな。これイ
スラムだったらとんでもないこと
になりますよ。ということであり
ます。

（3）いろいろな人

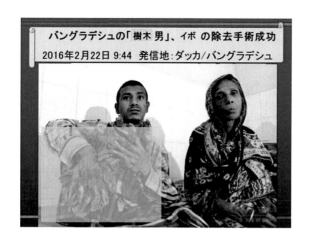

バングラデシュの「樹木 男」、イボ の除去手術成功
2016年2月22日 9:44　発信地：ダッカ／バングラデシュ

バングラデシュの「〇〇男」。10
年前からでき始め、少なくとも 5
キロの重さがある。大学病院の手
術は 9 人の医師が担当して、3 時
間半かけて右手にできていた巨大
な〇〇を取り除いた。右手、見え
ない。今日は希望者の方だけにお
見せいたします。樹木男。えっ！
どこが。拡大すると…。つくった
ものではありません。イボのモリ
モリができてしまった。これを取
り除いた。これも初めて見ました。
樹木男。樹木を取れば良いのですけれども、できれば指を残してほしいと思います。

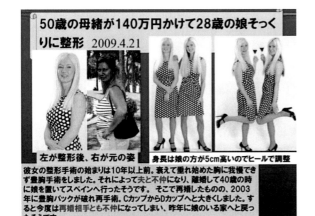

整形というかもはや別人、韓国の神業整形
配信日時：2013年9月12日 23時35分

中国省の大学に通う18歳の女子大生・郭方圓さんは4歳の時に転倒したこ……骨が著しく変形してしまっ……かったことも影響し、上あ……こだけがどんどん発達して……にまで成長した。そのため……刻で、食べ物を上手く噛む……とバカにされたこともあっ

番組は郭さんを韓国に招待し、美容整形のスペシャリストをそろえ、60日間にわたる全面的な大改造を行った。美しく生まれ変わった郭さんは、「まるでバービー人形」のようだと絶賛され、父親は「もう娘だと分からないくらいだ。とてもきれいになった。韓国に行かせて良かった」と感極まった様子だった。

これは女子中学生、4歳の時に転倒して、顎の骨が著しく変形してしまった。適切な治療を受けなかったこともあって、上顎の成長が止まって、下顎だけがどんどん成長して、通常の倍以上になった。というと、日本人でいますよね。そのために噛み合わせの問題が深刻になってきて、宇宙人とばかにされるようになってしまった。なんとかしてほしい。番組では、韓国に招待しました。美容整形のスペシャリストを揃えて、60日間にわたる全面的な改造を行った。「まるでバービー人形のようだ」と絶賛された。父親は「もう娘だとわからないくらいだ。とてもきれいになった。韓国に行かせてよかった」と、感極まっていた。良い話だ。韓国の神業形成外科医。この人どうなったでしょう。これが完成形。おお！と言ったのは良いですけれども、この人中国から来たのです。パスポートはどうするのですか。パスポートの顔と合わないぞ。だからこれは完全に証明書つくってあげて、「前はこうでした。今はこうです。同じ人です」という証明を付けてあげないと、帰国できなくなってしまいます。

50歳の母緒が140万円かけて28歳の娘そっくりに整形 2009.4.21
左が整形後、右が元の姿
身長は娘の方が5cm高いのでヒールで調整
彼女の整形手術の始まりは10年以上前。衰えて垂れ始めた胸に我慢できず豊胸手術をしました。それによって夫と不仲になり、離婚して40歳の時に娘を置いてスペインへ行ったそうです。そこで再婚したものの、2003年に豊胸パックが破れ再手術。CカップからDカップへと大きくしました。すると今度は再婚相手とも不仲になってしまい、昨年に娘のいる家へと戻ったそうです。

そんなものではありません。50歳の母親が、140万円かけて24歳の娘そっくりに整形した。中央の写真が奥さまです。なんと、夫と不仲になって離婚して、40歳の時に娘を置いて夫は逃げてしまった。そのあとで再婚したものの、豊胸パックが破れ、再手術して、大きくしたが、再婚相手とも不仲になってしまったので、娘のいる家に戻った。中央の写真の左になった。左が娘ではないです。えっ！娘どこいったの。どっちが娘。娘とそっくりな顔かたち、背格好にしました。どっちが娘だかわかりますか？ 私もわからなかった。しかし、身長は娘のほうが5センチ高いので、ハイヒールで調整している。どっちが娘でどっちがお母さんですか。ハイヒール見ればいい。高いほうがお母さん。そっくりですよね。こんなことができる。

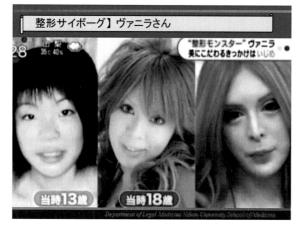

左が13歳。18歳の時は右のような顔になった。凄いです。こんなものではありません。「整形サイボーグ」ヴァニラさん。なんたって凄いです。

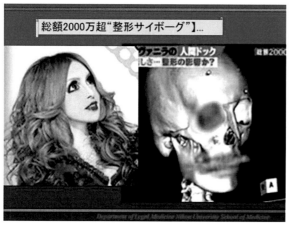

左の写真が出来上がった状態ですけれども、右がレントゲン写真。鼻は完全につくっています。凄いです。こんなものではありません。鼻だけで450万円。全身です。これだけやっています。いくらかかったでしょうか。だから、今皆さん方がテレビやなんかで見ても、どれが本物かわからないというのは、よく理解できると思います。

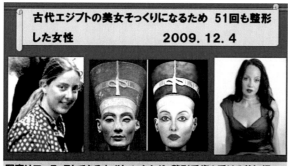

写真はアーティストであるナイリーンさんが、整形手術を受ける前に撮った22歳の時のもの。彼女の変身手術は1987年に始まりました。彼女は自分がネフェルティティの生まれ変わりだと確信したためです。総額20万ポンド（約3千万円）を投じ、20年の月日をかけて顔をネフェルティティのように変えて行ったそうです。

古代エジプトの美女に憧れた。51回整形をした。元々アーティストですけれども、形成手術をやる前が左側の写真です。右側の写真、3000万円かかった。やるものだねと思いますけれども、こういう世の中だと言われています。ですから、皆さん方が今見ているものでも、実際に結婚して赤ちゃんが生まれると、お母さんと全然似ていない。何故と言って、トラブルになるというケースがあるというのは、皆さんわかると思います。

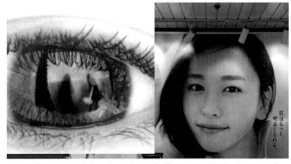

はい。このだまし絵。左側の人、わかりますか、これ。なんの絵ですか？

――野菜ですか。

野菜ですよ。色々なものがあるのですけれども、違うのです。これはひっくり返すとこうなっている。よくできていますよ。だからやはり芸術家というのは、世の中にたくさんいるのです。これはだまし絵ですけれども、小さい子どもさんに見せたところが、小さい子どものほうが見抜くというふうに書いてあります。皆さん方はどこまで真相を見抜くことができるのでしょうか。

この宣伝見たことあるでしょうか、この人。雪肌精（セッキセイ）という特大ポスターです。ガッキー知っていますか。ガッキーきれいだなと思って近づいてみる。拡大ポスターデカいですから、近づいてみたらぶったまげました。オエッ！となった。どうした。特大ポスターの中はきれいだなと思って目を見たら、瞳の中にカメラマンと扇風機を持ったスタッフが写ってしまっていた。こういうことです。ですから皆さんが、えっ！と思ったときにはよく見てください。これを見つけたら、このポスターはもうだめです。このポスター剥がして持ってくればいくらになるかわからないです。新しい広告でスタッフが写り込んでしまいました。一生懸命やっていた結果とはいえ、ご不快に思われた皆さまにお詫び申し上げますということになりました。

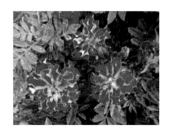

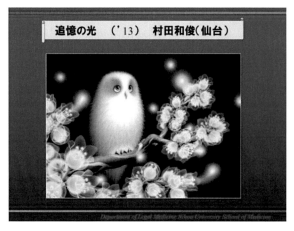

追憶の光　（'13）　村田和俊(仙台)

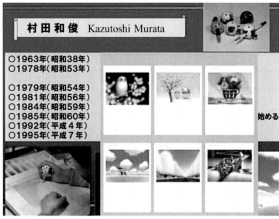

村田和俊　Kazutoshi Murata

○1963年(昭和38年)
○1978年(昭和53年)

○1979年(昭和54年)
○1981年(昭和56年)
○1984年(昭和59年)
○1985年(昭和60年)
○1992年(平成4年)
○1995年(平成7年)

始める

この写真、仙台の村田くんが作りました。18歳の人。この人どういう人だかわかりますか。この絵を描いた人。村田くん。実は物凄く大変な人です。パラリンピックありましたけれども、パラリンピックどころではありません。実はスポーツ少年だったのですけれども、一塁に滑り込んだ瞬間に第5・第6頸髄が損傷して全身麻痺になって、顔だけがなんとか残ったのです。主治医になったのが、私の家内の整形外科医でした。そしてこの人を介護するときに、看護師さんが一生懸命一緒に介護したのですけれども、その人がこの人のお兄さんと結婚しました。お兄さんはなんと、私の講義を聴いたことのある東北大の法学部の出身の人で、弁護士になりました。私の最初の頃の解剖を見学して帰ったのですけれども、この弟を介護してくれる看護師さんと結婚して、弟の世話をしている。弟はなんと、手が握れませんので、ゴルフボールみたいなモノにボールペンを突き刺したモノでもって絵を描いている。これで描いた。これでしか持てない。けれども、こんな絵を描いています。やはりパラリンピックを見て、皆さんも思ったと思いますけれども、才能というものは、色々なところにあるというふうに思います。

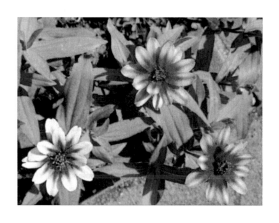

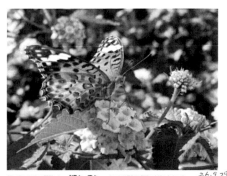

蝶の通りがかりに撮影した 「蝶よ 花よ」 を日大医学部写真展に出品したところ、 26.9.29
プロの写真家にほめられ、「準グランプリ」になりました（26．9・・・26．11）。
「ところで蝶の種類の名前は？」と聴かれて絶句！！ ずっと調査して、どうやら
「ツマグロヒョウモンのメス」らしいとわかりました。インド・沖縄から徐々に北上して来ている
らしいところまで判明しました。東北ではまだ見るのが難しい蝶のようです。

皆さんに私の才能の一部もお見せすると、これが「蝶よ 花よ」という題名を付けたチョウの写真です。私は日本大学医学部で写真部長をやっている時にこの写真を出したら、これが物凄く好評となりました。チョウの写真というのは、撮れそうで撮れない。一度人間の顔見てパッと飛び立ったら、絶対に元に戻って来ない。

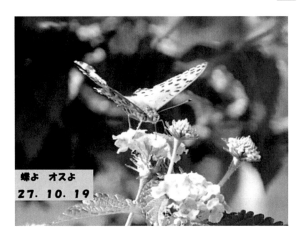

蝶よ オスよ
27. 10. 19

私は神楽坂に住んでおりますので、花が咲いているのはここしかないのです。飛んで行っても、また必ず戻って来るからピントを合わせておいて、来た瞬間にパチャッと撮る。「蝶よ 花よ」と出したら褒められましたので、次に今度は「蝶よ オスよ」というのをつくって出した。これは雄なのです。雌のほうがきれいなのです。これはツマグロヒョウモンというのですけれども、雄は全然だめです。

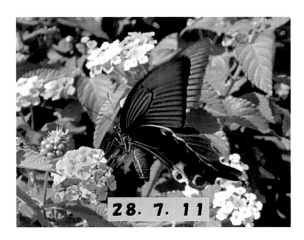

28. 7. 11

それに対してこんなチョウもいますけれども、花はここしかないから、チョウが唯一撮れると思っていたら、この花のところに今マンションが建ってしまって、撮影する所がなくなってしまいました。

135

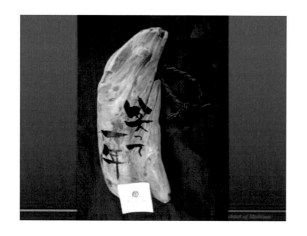

怒っていたときにいただいたのがこれです。「笑って一年」こういうものを作ってくれた人がいました。こういうわけで、15回にわたってずっと講義をしてきました。世界の常識は皆さんの常識を超えているなというところをもうちょっとお見せします。

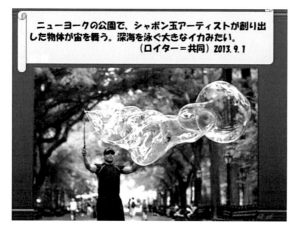

ニューヨークの公園で、シャボン玉アーティストが創り出した物体が宙を舞う。深海を泳ぐ大きなイカみたい。
（ロイター＝共同）2013.9.1

なんせ凄いです。このシャボン玉アーティスト。なんだこれは！デカいの出します。もっと凄いです。細かいことは気にしてはいけない。

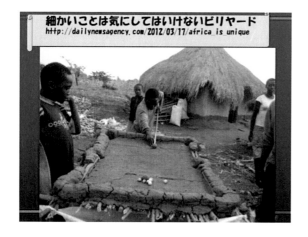

細かいことは気にしてはいけないビリヤード
http://dailynewsagency.com/2012/03/17/africa_is_unique

ビリヤード。もう凄いですね。ここでパチャパチャッとやったら、もう超一流になれる、かもしれない。

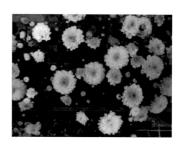

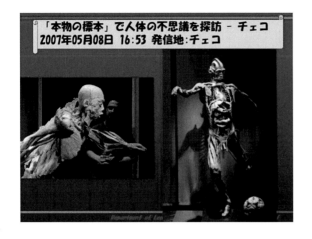

　「本物の標本」筋肉が全部残っている。こんな博物館があります。標本も色々あります。上が口です。胃袋があって腸が長いですよ。大腸こうですよ。大腸切り取られた人もいますけれども、人間の身体はこうなっている。こんな標本まで、全身の骨格標本の模型があるという。

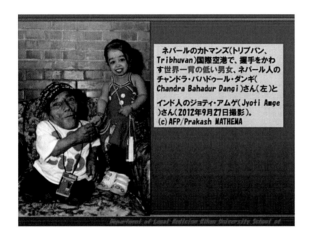

　模型なんかどうでもいいよ。じゃあ、本物。ネパールのカトマンズの世界一背の低い男女。えっ！ネパール人。身長何cm。54.6cm。女性のほうがデカい。これで身長止まってしまった。

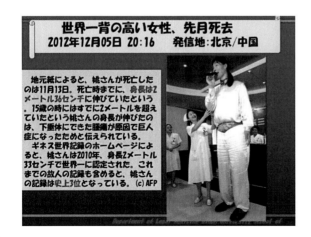

　ということがあるということは、デカい人もいるよね。いました。
　世界一背の高い女性。なんと、2m36cm。銀座が2mの水深になっても、首が上に出ているという。絶対助かるという人ですけれども、2m36cm。こういう人がいるのですね。亡くなった人は、男の人で2m50cmというのがいるそうです。

137

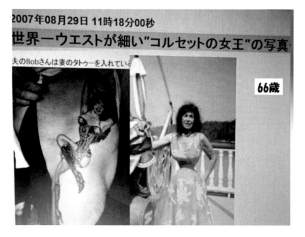

もっと凄い人がいます。えっ！大したことないじゃん。ウエストを見てください。ウエストが細いといったって細いですよ。真似できるものならやってごらんなさい。世界一ウエストが細いコルセットの女王様。手でウィってできる。何 cm とは書いていないですけれども、世界一ウエストが細い人。66歳だそうです。それだけではありません。旦那さんも変わっていますよね。刺青をしてこういうふうにしています。夫婦でおかしいのですけれども。これはちょっとやろうったってそうはできないと思います。

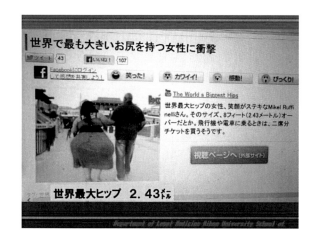

細ければ良いというものでもない。じゃあ、デカくなってやれ。世界最大のヒップ、2m43cm。なれるものならなってみろ、ということです。世界というのは、皆さんが考えている以上に凄い人がいる。

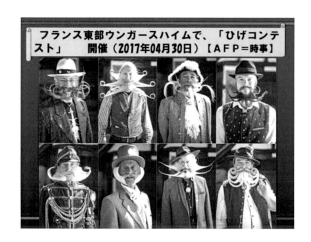

フランス東部で「ひげコンテスト」に出てきた人。確かにアメリカの野球見ていると、みんな伸ばしたりしているけれども、伸ばしただけではだめなのです。ひげコンテスト、こういうのがある。

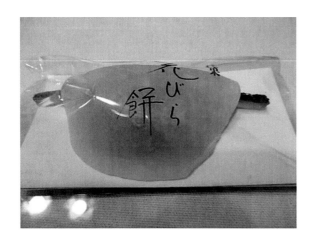

しかし日本で誇れるものは、あまり手元にありません。せいぜいこのくらいしかないのです。せいぜいこういう花、あるいはこういうもの。ブローニュの森見たら、やはり日本よりも凄い。クジャクが公園にいるのです。動物園ではないですよ。植物園にクジャクがいるという。こういうところを皆さんも理解していただければというふうに思います。

日本だけでなくて世界の不思議なもの、そういうものも心に留めて、「性に関する法医学」、今日はこのへんにしておきたいと思います。

次回は最終回ですけれども、何がくるかお楽しみにお待ちいただきたいと思います。終わります。

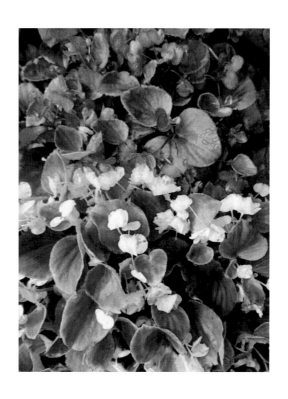

押田先生の最終講義を受講して

　大学1年生（上智大）で受けた最初の講義が、押田先生の講義でした。先輩たちが口を揃えて「面白い講義だからおすすめだよ。」と話していたことを覚えています。先生の講義は、他の授業と違い、学内の一番大きな講堂で行われていました。大学では途中退出しやすいように、できるだけ後ろに座る学生が多いものですが、押田先生の講義は異なります。前の席から壇上を囲むように席が埋まっていき、開始時刻にはいつもほぼ満席になっていました。

　実際に講義を受けてみると、その面白さを実感しました。通常は90分間も講義を集中して聞き続けることはできません。ですが、押田先生の講義は初日から、銃声が鳴り響き（事例の説明をされているときに、手品用の銃を取り出され、講堂に銃声を響かせておられました。）、興味のわく写真や動画、記事などを使って説明をされるので、内容はとてもシビアな、痛ましい事件を取り扱うことも多いのですが、次は何が出てくるのかとワクワクしてしまい、目が離せませんでした。こんな面白い授業を受けられるとは、大学生になってよかった、私も法律にかかわる分野で社会に貢献できる人になりたいと思ったことを覚えています。

　また、先生の授業は、扱うトピックが同じでも、使いまわしをされることなく、毎年内容が少しずつ変わることでも有名です。そのため、毎年繰り返し聴講するファンもおり、私も1年目だけではなく、卒業するまで毎年聴講していました。

　押田先生の講義は真実を扱う道場です。先ほど述べたような面白さのみならず、先生の法医学者としてのご経験から、真実を見抜く難しさ、プロフェッショナルとしての姿勢を学ぶことができます。私は現在、弁護士をしていますが、今回、押田先生の熱い講義を再受講し、押田先生のようなプロフェッショナルとして、法律の分野で働きたいと思った初心に帰りました。最終講義の形で、先生の講義の集大成が世に出版されることは大変喜ばしいことだと思います。

弁護士　北村由妃

第十六・講義

まとめの法医学

１．法医学の現状と問題点

（1）お酒の飲み方、飲ませ方

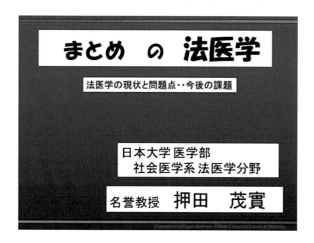

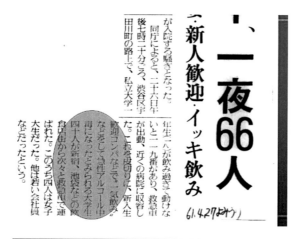

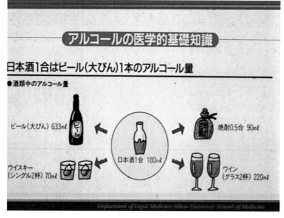

　今日は「まとめの法医学」で今回の講義の最終回になります。法医学の現状と問題点、あるいは今後の課題などについてもお話をしてゆきます。

　その前に、法医学の現状と問題点の中で、いつも講義をしているのに、まだ皆さんに講義をしていないのが、この「お酒の飲み方、飲ませ方」ということでしたので、軽くお話をしてゆきたいと思います。

　新入生歓迎会で、急性アルコール中毒で 66 人もが倒れたという報道がされました。歓迎コンパなどで急性アルコール中毒になったのではないかということになりました。そこでアルコールに関して、少し医学的な基礎知識を皆さんにもご理解いただきたいと思います。

　お酒と言うと色々な種類があるのですけれども、専門家の間では日本酒１合を基本に考えます。なぜかと言いますと、ビール大瓶 1本と日本酒の１合が似ている。あるいは、ウイスキーのシングル 2杯と、濃度が違いますので、アルコールの絶対量が同じになる。ワイン・焼酎とか、色々な種類の話をするときに、頭がごちゃ混ぜになりますので、日本酒１合、180ml のアルコール量で考えます。

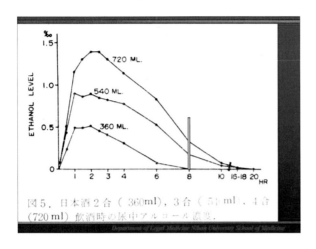

図5. 日本酒2合（360ml）、3合（5□ml）、4合（720ml）飲酒時の尿中アルコール濃度.

Department of Legal Medicine Nihon University School of Medicine

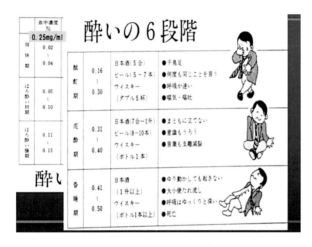

日本酒2合・3合・4合飲んだときにどうなるかというと、たくさん飲みますと2時間後ぐらいでピークになりまして、問題は夜中の12時頃まで飲んでいたけれども、朝になったときにどうなっているかということになります。つまり、8時間後でもまだ、3合ぐらい飲んだりしますとアルコールがかなり残っているということは知っておく必要あります。

どのくらい飲んだら酔っぱらうのかということになりますけれども、最初は気持ちよくなります。それからほろ酔いかげん。そして、ほろ酔いの終わり頃になりますと、だんだん大変になります。日本酒1合飲んだぐらいだと気持ちが良いねということになるのですけれども、それが酩酊期になりますと大変です。1合、大体血中濃度0.25mg／ml と我々は言うのですけれども、これがだんだん増えてゆきます。

今警察では呼気、呼吸で吐いている空気にどのぐらいアルコール濃度があるかと言うと、大体これは2000分の1ぐらいになります。0.125ml／1 というぐらいの濃度になります。

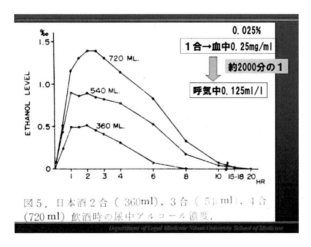

図5. 日本酒2合（360ml）、3合（5□ml）、4合（720ml）飲酒時の尿中アルコール濃度.

Department of Legal Medicine Nihon University School of Medicine

143

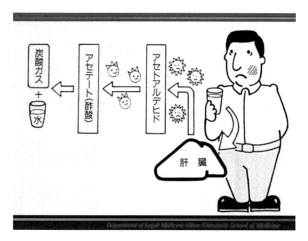

身体の中でアルコールはどのように変わっていくのだろうか。お酒を飲みますと腸管の中から肝臓を通ります。肝臓で色々な酵素が働いてアセトアルデヒドになって、アセトアルデヒドが酢酸になって、最終的には炭酸ガスになって空気から出ていく、あるいは水になっていく。炭酸ガスと水になってくるわけです。この途中の段階で酵素が働くのですけれども、この酵素の量が人間によって違います。

◆遺伝子型とアルコールに対する強さの関係

遺伝子型	酵素ALDH2の活性タイプ	アルコールに強い人・弱い人	備考	人種別出現率		
				黒人	白人	モンゴロイド（日本人）
NN型	安定で正常な活性を有する「活性型」	「アルコールに強い人」と言われている	アルコール依存症にならないよう要注意	100%	100%	56%
ND型	NN型の1/16の活性しかない「低活性型」	「アルコールに弱い人」又は「ほどほどに飲める人」と言われている	強くなろうと無理をせず、適量を守りましょう	0%	0%	40%
DD型	Nがないので、ALDH2の活性が完全に失活した型（「不活性型」）	「アルコールに全く弱い人」と言われている	アルコールは飲めません	0%	0%	4%

【元筑波大　原田勝二による】

例えば、白人・黒人はほぼ100%アルコールが強いのです。なぜかと言うと、NN型と言われています。ところが黄色人種、お尻が青いモンゴロイド。この人たちは大体半分ぐらいしかお酒を飲んでも強い人というのはいないのです。残りの人は何かと言うと、一番下のDD型というのは、アルコールが全然飲めない人で4%〜数%です。真ん中の人たちは、無理をすれば飲めるけれども、顔が真っ赤になったりします。

白人と黒人は、実はお酒をいくら飲んでもなんともない。ですからパリなんかでは、ワインを小さい子どもの時から飲んでいて、なんともないです。日本人とか黄色人種はそういうわけにゆかない。絶対アルコールを飲めば死ぬかもしれない人がいるということを知っておく必要あります。

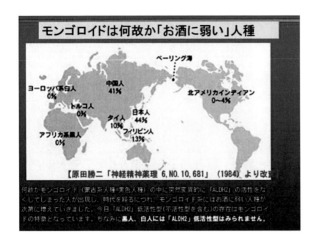

モンゴロイドは何故か「お酒に弱い」人種

【原田勝二「神経精神薬理 6, NO. 10, 681」 (1984) より改変】

何故かモンゴロイド（蒙古系人種＝黄色人種）の中に突然変異的に「ALDH2」の活性をなくしてしまった人が出現し、時代を経るにつれ、モンゴロイド系にはお酒に弱い人種が次第に増えていきました。今日「ALDH2」低活性型(不活性型を含む)の存在はモンゴロイドの特徴となっています。ちなみに黒人、白人には「ALDH2」低活性型はみられません。

黄色人種はどこにいるのだということになりますけれども、中国人と日本人なんかが黄色人種だということはわかっています。タイにもいますし、フィリピンにもいます。しかし、昔ベーリング海は、海ではなくてつながっていたそうです。だから実は北アメリカとか南アメリカにも黄色人種の流れがあるのです。ですから、皆さんと顔がそっくりな人が、アメリカにいるということは知っておく必要

があります。つまり、純粋の白人にはお酒が飲めない人はいない。これは知っておく必要あります。

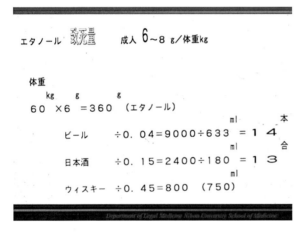

エタノール　致死量　　成人 6〜8 g/体重kg

体重
　　 kg　　g　　　　g
　 60　×6　＝360　（エタノール）
　　　　　　　　　　　　　　　　　ml　　　　本
　　　ビール　　÷0.04＝9000÷633　＝14
　　　　　　　　　　　　　　　　　ml　　　　合
　　　日本酒　　÷0.15＝2400÷180　＝13
　　　　　　　　　　　　　　　　　ml
　　　ウィスキー　÷0.45＝800　　（750）

Department of Legal Medicine Nihon University School of Medicine

致死量はどのくらいかというのですが、これは平均的な人ですけれども、体重 kg あたり 6g〜8g。ということは、体重60kgの人だと、360g〜480g がエタノール純粋の量です。これは普通の人です。もちろんお相撲さんみたいな人は、もっと致死量が大きくなります。この 360g を、ビールだと 4%で割りますと大体 14 本。大体 1 ダースが致死量です。それから日本酒の場合には 13 合ですから、一升瓶が

ほぼ致死量です。ウイスキーの場合には 750ml ということは、ウイスキーの瓶 1 本が大体致死量なのです。これを目安にしておけばいいです。体重が大きい人は、それよりも致死量はやや大きいかもしれません。

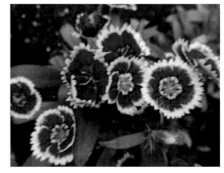

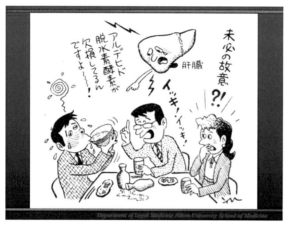

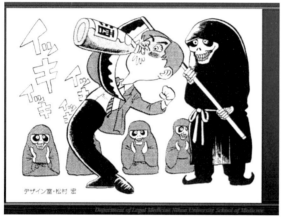

ところが実際には、新入生など
が入学してきたときに、アルデヒ
ド脱水素酵素が欠損している人が
います。これがお酒飲めない人な
のですけれども、それにムリムリ
飲ませると、これは死んでくる確
率が高くなります。ですから、ビ
ールを飲んだりして、まだまだと
言っているうちは良いのですが、
それがある一定量になると大変で
す。そしてそこへ「イッキ！イッ
キ！」というのが昔はやりました
けれども、これは喉元に怖いカマ
が当てられているようなものだと、
こういうことを知っておく必要が
あります。

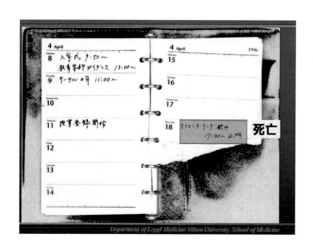

これは、ある新入生ですけれど
も、4月8日に入学式をやりまし
た。そして、授業の開始が4月11
日です。1週間経ってオリエンテー
リング、クラブの飲み会があり
まして、17時40分に正門に集ま
れ、こういうメモを書いています
けれども、このメモを書いた新入
生は、この日に亡くなっています。
死んでしまったのです。新入生に
なって1週間で亡くなりました。

146

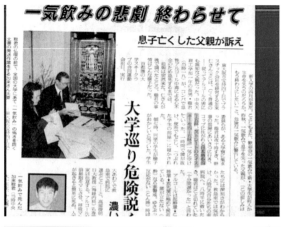

一気飲みの悲劇 終わらせて

息子亡くした父親が訴え

大学巡り危険説...

万賠償

謝罪し示談

一気飲み強要、上級生5人、謝罪し示談

　この一気飲みの悲劇に遭ったということで、この息子さんを亡くしたお父さんは、こういう自分の息子みたいなものを二度と起こしてほしくないということで、この一気飲みをやめさせる運動を一生懸命やるようになってきたわけです。

　ほかの所でも色々あるのです。上級生5人がボトルを口に押し付けるなどして飲ませたという報道がされましたけれども、実は翌日の新聞では、「ボトルを口に押し付けた」は未確認で、事実ではありませんでした。「専修大学のサークルというふうに言ったのは、専修大学のサークルではありませんでした」というような訂正記事が報道されています。

熊大飲酒死訴訟両親の訴え棄却　熊本地裁
西日本新聞　16.12.17

　一九九九年に熊本大医学部漕艇（そうてい）部の新入生歓迎会で、一年生の吉〇さん＝当時（20）＝が泥酔し死亡したのは、上級生らが飲酒を強要し適切な救護を怠ったためとして、吉〇さんの両親が、当時同部部長の教授（55）や上級生ら計十九人を相手に、約五億円の損害賠償を求めた訴訟の判決が十七日、熊本地裁（永松健幹裁判長）であった。

　永松裁判長は「解剖されていない以上、死因は不明。飲酒行為は各自の意思が尊重されたもので二次会の運営方法は違法とはいえない。死亡するとの予見も不可能で救護義務もなかった」などとして、両親の訴えを棄却した。

　訴状などによると、吉田さんは九九年六月五日夜、熊本市内であった新入生歓迎会に教授らとともに参加。二次会では酒の早飲み競争があり、約一時間に約八合（一・四リットル）の焼酎を飲み泥酔。翌朝、同級生の家で死亡したとされる。

　両親は「死因は急性アルコール中毒による窒息死。飲酒を強要し、死亡する危険性を認識しながら適切な救護措置を怠った」と主張。一方、教授らは、死因を「急性膵（すい）炎」とし、「飲酒の強要はなく、酔って眠り込んだと思い死亡は予測できなかった」などと反論していた。

　九州熊本で大学に入ったということで一気飲みをさせられた。そして亡くなってしまった。5億円の損害賠償を求めた訴訟まで起こってきた。こういうのが事実であります。それに対して一審では、解剖されてない以上、死因は不明と言わざるを得ないということで、両親の損害賠償請求を棄却した。実際には早飲み競争とかが行われて、約1時間に1.4L、1升には足りませんけれども致死量に近い。

これは焼酎ですからかなり濃度が高い。これは致死量になっているのではないか。こういうことになるのですけれども、一審では判決がそれを認めませんでした。

147

　ところが控訴審になって、5億円ではなくてもう少し値段を下げましたけれども、最終的には1300万円の損害賠償請求が認められた。

　これには背景がありまして、控訴審では1億5000万円の請求にしたのですけれども、一審のときに、なんとか先生助けてくださいと言われて、実は私の所の助教授の塚本先生が鑑定をしたのです。残念ながら塚本先生は薬学を出たアルコールの大家なのですけれども、全然認められませんでした。これは許すわけにゆかないというので、控訴審になったときに、今度は私の直の弟子の日本医大の大野先生に鑑定書を書いてもらいました。こんなものを許すわけにいかんよという鑑定書を出したら、1300万円の損害賠償請求が認められた。これが事実であります。

　あちこちの大学で焼酎を回し飲みにしたとかというのを許すわけにゆかないということになってくるので、一気飲みはいけませんよということを、私どもは言っているわけです。なかなかこういう事故をゼロにすることが難しいわけです。コンパのあとに上半身に落書きをしたとか、しかしその席に顧問も同席していた。こういうことは許すわけにゆかない。

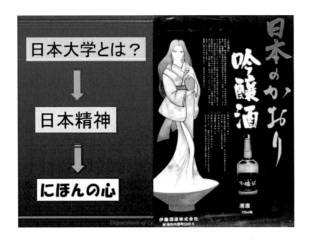

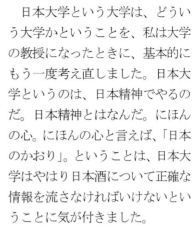

日本大学という大学は、どういう大学かということを、私は大学の教授になったときに、基本的にもう一度考え直しました。日本大学というのは、日本精神でやるのだ。日本精神とはなんだ。にほんの心。にほんの心と言えば、「日本のかおり」。ということは、日本大学はやはり日本酒について正確な情報を流さなければいけないということに気が付きました。

そこで、きき酒の手順というのがあります。これは皆さんの常識で覚えてください。一つ目、まずきき酒のお猪口、中に丸い青い線が付いているのがありますけれども、それに8分目ほど注いで、お酒の色を見ます。白いか黄色いか。黄色いお酒はじっくりと熟成したお酒です。それをまず見ます。

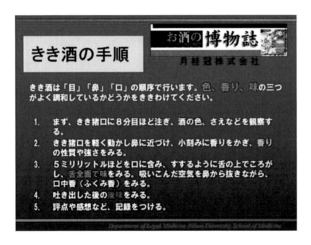

二つ目、軽く動かして、すぐ飲むのではないのです。鼻に近づけて、小刻みに香りを嗅いで、香りの性質や強さを知る。香りを嗅いだときに、しゃべるとその人のレベルが低いということがわかりますので、香りを嗅いだら「うーん」とひとつだけ。次に、5mlほど口に含んで、すするように舌の上でころがすのです。空気と混ぜる。その後、飲み込んだあとに、鼻から息を抜きながら、口中香（フクミガ）というのを感じるのです。これを感じたときに、さっきは1回でしたけれども、今度は、「うーん、うーん」と言うと、そばにいたお店の人たちが、おお、プロが来たというふうに思うわけです。このときに、この前飲んだのよりもおいしいねとか、そういう軽い口を言ってはいけないのです。そして今度は、吐き出したあとの後味も考える。ですから、最初に香りを嗅いだときに、「うーん」と言う。そして口中香を、あるいは後味をみたときに、「うーん、うーん」と言うと、プロのきき酒の人が来たと思われる。そして、普段は何気なく色々書くのですけれども、これはお店ですから書いているのを見せる必要はありません。こういうふうにすると、これは素人じゃない、お酒がわかる人が来たよというレベルになる。

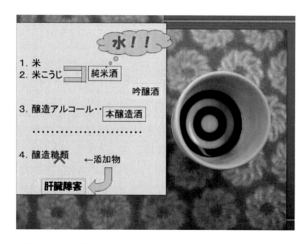

日本酒と言っても色々ありまして、米と米こうじが基本で、それに水が入ってくるわけです。この水が実は非常に大事で、これを純米酒と言う。それに醸造用アルコールというのを混ぜると本醸造酒と言う。

それに対して、醸造用糖類というのが入っているのがありますけれども、これが実は肝臓を壊しているのです。日本酒を飲んで肝臓が壊れると言っている人は、これは単なるばかです。専門家ではないのです。正式につくった日本酒を飲んで、肝臓が壊れるなんて言っている人はインチキの人たちです。ですからこの添加物、醸造用糖類というもの、これが入っているお酒を飲んではいけない。

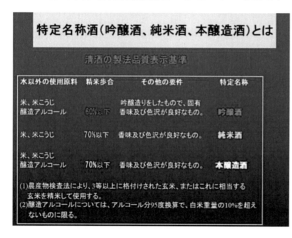

よくお祖父ちゃんが、お酒が好きだと言って一升瓶をまとめて買って、一升500円だよとか600円だよと言っているのですけれども、必ずラベル見てください。この醸造用糖類というのが入っています。なぜかと言うと、薄めているのです。薄めると日本酒がだめになるので、そこに化学物質がいっぱい入っているのです。これが肝臓を壊している。このことを知っておいていただきたい。ですから、上のほうの純米酒あるいは本醸造酒までは許す。もっと良い酒は醸造吟醸酒あるいは純米吟醸酒となってくるわけです。

日本大学の場合には、お酒が飲めない人は一生それ治りませんので、私は医学部に入った学生を全部調べまして、「自分はアルコール脱水素酵素が欠損しております。お酒は、強要したら殺人罪になります」ということを書いた証明書を必ず持たせています。ですから、強制された場合にはそれを見せて、それでも飲ませたら殺人罪で逮捕するということを、私は講義で春の新入生歓迎会でずっとしていたわけです。

お酒をたくさん飲むのではなくて、色々な良いお酒を鑑定するということで、日本酒鑑定の会というのを開催しまして、必ず朝、職員が築地まで行って酒の肴を用意して鑑定する。こういうふうにして、ただ飲んだのではいけないのです。飲んだあとに全部番付表を作ります。

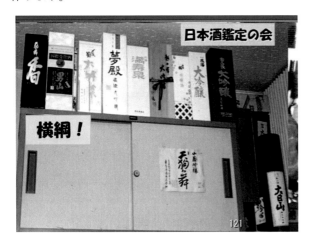

この左側の上あたりのものが横綱、あとは幕内・十両・幕下・序の口まで全部番付を付けていました。ですから、私の所に父兄の人が、お酒を学生に託して持ってきたときに、こんな安い変な酒を持ってくるんじゃねえという場合は、「お父さんにもう一度言え！こんな酒持ってくるんじゃない！」と言うと、今度は必死になって地元のお酒を探してきます。そして、酒蔵の人がこっそり飲んでいる、ビール瓶に詰めたようなお酒を持ってくる。これを飲んだ瞬間に、「おお、おまえはなかなか良い。日本文化がわかってきたぞ！」と言って褒めてあげる。こういうようなことをやっていました。この天狗の舞とか、男山というのが日本ではやはり横綱クラスというふうに私は思います。

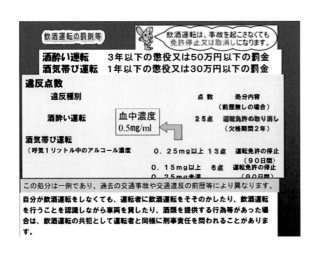

それに対して、お酒を飲んで運転しますと交通違反。これは酒酔い運転と酒気帯び運転ということで、かなり濃度が高い、1合以上飲んだ人ということになると13点、それよりも少ないけれども、お酒飲んでいますねという人6点とか、こういうふうになります。酒酔い運転の濃いのは、運転免許取り消しになります。血中濃度が0.5ぐらいですから、やはり1合というのはギリギリのところです。この基準というのは世界で違います。オーストラリアみたいな所は、お酒を飲んでパーティやっても必ずバスがない。自分の車で運転しなければいけないので、1合までは捕まらない。こういうようなことになっています。フランスもそうですね。必ず乾杯がありますので、ワインを飲んでしまいます。

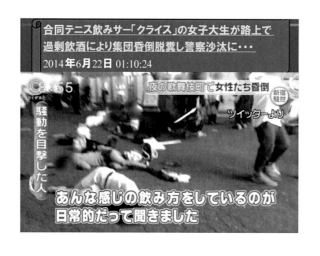

それに対して、歌舞伎町で酒を飲んだ。なんですか、いっぱい倒れている。これを我々はマグロと言う。歌舞伎町のマグロと言うのですけれども、どこの大学だ、この連中はと言うと、私が言っているのではない、これはこういう報道に出ましたけれども、過剰飲酒により集団昏倒脱糞！おい、冗談じゃないよ。マグロと言われないようにお酒を味みて、そしてなおかつ日本の文化を知る。これを教えているわけです。こんな具合であり、この「お酒の飲み方、飲ませ方」、非常に大事だと思いまして、今日は追加講義をさせていただきました。

(2) ＤＮＡ型鑑定の実際　横田めぐみさん事件

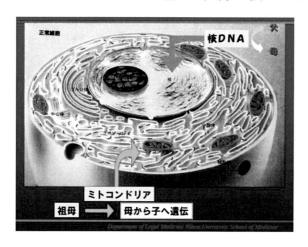

次は DNA 型鑑定の実際ですけれども、一例として横田めぐみさんの事件について、少しお話をしてゆきたいと思います。細胞の核の中はお父さん・お母さんから半々ずつDNAがきます。それに対して、この赤になっている成分の 9 割までは、実は細胞質。この代表がミトコンドリアですけれども、これは全部お母さん由来です。お母さんから子どもにゆく。お母さんは誰からもらうかと言うと、お祖母さんからもらう。お祖母さんはそのお母さんからもらう。ずっといくと、卑弥呼かと言うけれども、そういう見たことのないようなものを言ってはいけない。これは科学的実証主義の基本であります。

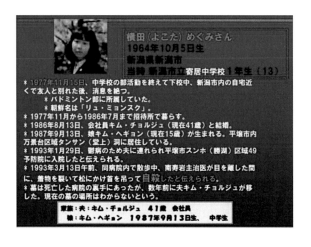

横田（よこた）めぐみさん
1964年10月5日生
新潟県新潟市
当時 新潟市立 寄居中学校 1年生（13）

＊1977年11月15日、中学校の部活動を終えて下校中、新潟市内の自宅近くで友人と別れた後、消息を絶つ。
　＊バドミントン部に所属していた。
　＊朝鮮名は「リュ・ミョンスク」。
＊1977年11月から1986年7月まで招待所で暮らす。
＊1986年8月13日、会社員キム・チョルジュ（現在41歳）と結婚。
＊1987年9月13日、娘キム・ヘギョン（現在15歳）が生まれる。平壌市内万景台区域タンサン（堂上）洞に居住している。
＊1993年1月29日、鬱病のため夫に連れられ平壌市スンホ（勝湖）区域49予防院に入院したと伝えられる。
＊1993年3月13日午前、同病院内で散歩中、南寿岩主治医が目を離した間に、着物を裂いて松にかけ首を吊って自殺したと伝えられる。
＊墓は死亡した病院の裏手にあったが、数年前に夫キム・チョルジュが移した。現在の墓の場所はわからないという。

家族：夫：キム・チョルジュ　41歳　会社員
　　　娘：キム・ヘギョン　1987年9月13日生、中学生

　横田めぐみさんは、中学校の時、なぜか寄居中学校という、私の出身地と同じ名前なのですけれども、これは新潟に寄居中学校はあるのです。そこの中学生の時に行方不明になりました。そのあと北朝鮮で結婚して、子どもができたのではないかと言われています。最終的には自殺したというふうに、向こうから日本に正式に連絡がきていたのですけれども、本当かどうかは疑わしい。なぜかと言うと、ほかの情報もかなり疑わしいからです。最終的には旦那さんがいて、そして娘さんのキム・ヘギョンさんという人が生まれたと言われています。

　実際ミトコンドリアを取り出してきて、ミトコンドリアDNA型というのを調べると、これはお母さんのミトコンドリアが子どもにゆくわけです。これは男の子でも女の子でも同じです。これを使えば横田家の場合、お祖母ちゃんの早紀江さんがめぐみさんを産んだ。そしてめぐみさんがもしキム・ヘギョンさんを産んだとなると、同じミトコンドリアがいっている。めぐみさんの下に弟の一卵性の双生児がいるのですけれども、この人が今頑張って色々やっています。

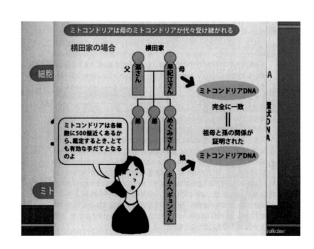

　実際キム・ヘギョンさんがいるということですから、その人からミトコンドリアDNAを調べました。早紀江さん、お祖母ちゃんのミトコンドリアDNAと、実は完全に一致している。国交がない国ですから、それなのに一致しているということは、早紀江さんからめぐみさん経由で、キム・ヘギョンさんにいったのではないか。これはお祖母ちゃんと呼んで良いのではないだろうかと、こういうことになってきました。

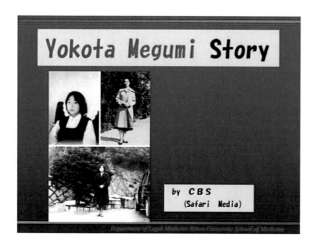

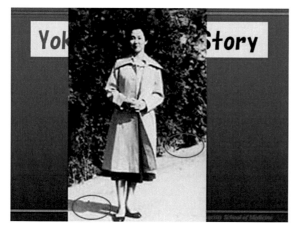

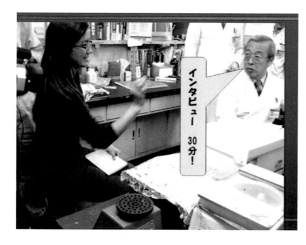

　そういうことになっているとき
に、「Yokota Megumi Story」とい
う取材がきました。どこからきた
か。アメリカのCBSからきた。
そして、「先生、DNA型鑑定につ
いて話してください」ということ
になりました。そこでこの資料を
見たのですけれども、さあ、この
写真を見ておかしい所に気付いた
人がいたら、手を上げてみてくだ
さい。これがわからないようでは、
事件の真相究明なんかできません。
私はこれを一瞬で見分けました。
どうでしょうか。おかしい所な
い？　太陽はどこにあるの？

――影がおかしい。

　そう。左の影の位置と、右の影
の位置が違うのではないのかと思
ったのです。ということはこの背
景と、この写っている人の写真は
合作にしているのではないかと思
ったわけです。こういうところか
ら、よし、この写真を持ってきた、
CBSの取材を受けようというこ
とになりました。
　実際に取材がきました。そこで
DNA型鑑定をどうやってやるか
というので、鉄先生と一緒に色々
映像を撮りました。色々な絵を取
られたうえに、さらにキムさんと
いう人が来て、私にインタビュー
30分やって帰ってゆきました。そ
のあと映画ができたのです。

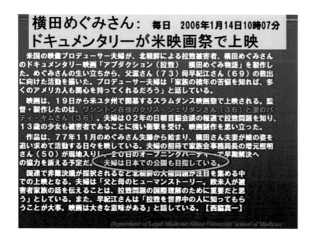

　当人たちからは連絡がないのですけれども、映画祭で賞をもらった。よかったねというふうに思っていました。日本の公開も目指しているということを報道されまして、いいなと思っていたら、もう世界中あちこちの賞をもらうようになってきました。協力してよかったなというふうに思いました。

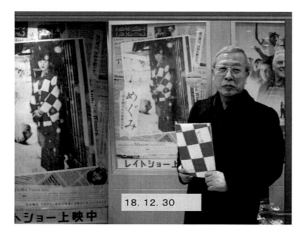

　実際に日本でもこの映画が公開されました。こんな感じでした。私も招待状がこなかったので、12月30日に自分で買って観に行きました。一瞬でしたが鉄先生が映っていました。なんと、ここだけ映って私は映っていなかった。がっかりしたのですけれども、映画の最後にSpecial Thanks、非常に感謝しておりますという中に、なんと、私の名前が入っているので、ビックリ仰天しました。ほんのちょびっとしか映っていなかったので、がっかりしましたけれども、結果的にはよかった。このめぐみさんの家族ですけれども、お父さん・お母さんが頑張っておりました。一卵性双生児の弟2人が今頑張っているわけです。こんな具合にしてDNA型鑑定と言っているけれども、そういうものが非常に社会に影響があるのだということになりました。

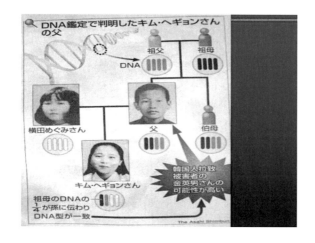

本当のめぐみさんの夫は、拉致
された韓国人ではないのかとか
色々報道されますけれども、実際
にそれを神奈川歯科大学あるいは
大阪医大の人が鑑定したりしてい
ます。このへんは男の人のDNA
が、キム・ヘギョンさんのほうに
Y染色体がくれば、これはどうか
ということになるのですけれども、
めぐみさんのほうは、ヘギョンさ
んとたぶんミトコンドリアDNA
が一致していると、こういうよう
なことがわかってきました。

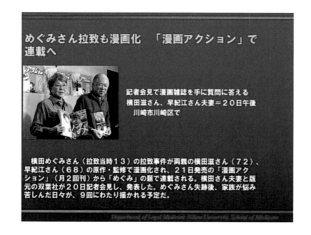

さあ、これからどうするのかと
いうことになって、最終的には今
日本の文化は漫画アクションで、
漫画になって世界にこういう情報
が広まったりしてきている。

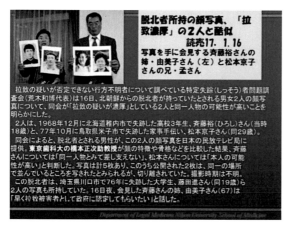

二人の顔が似ているかどうかと
いうのを、鑑定を受けた東京歯科
大の橋本くんという、私の友達で
すけれども、彼は「どうかな?」
と。別人ではないのかなというよ
うなことを言っていますけれども。
帝京大学で鑑定した人も、マスコ
ミの取材が来ると困るというので
警視庁に移動、公務員はプライバ
シーをしゃべってはいけないとい
うことで、口外させないようにな
ってしまっております。

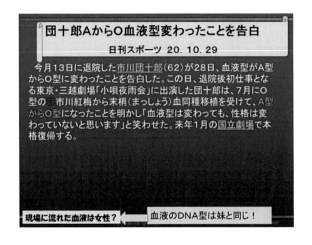

団十郎AからO血液型変わったことを告白

日刊スポーツ 20. 10. 29

今月13日に退院した市川団十郎（62）が28日、血液型がA型からO型に変わったことを告白した。この日、退院後初仕事となる東京・三越劇場「小唄夜雨会」に出演した団十郎は、7月にO型の市川紅梅から末梢（まっしょう）血同種移植を受けて、A型からO型になったことを明かし「血液型は変わっても、性格は変わっていないと思います」と笑わせた。来年1月の国立劇場で本格復帰する。

現場に流れた血液は女性？　　　血液のDNA型は妹と同じ！

　横田めぐみさんの件はこのくらいにしますけれども、皆さん市川団十郎さんを知っていると思いますけれども、団十郎さんが亡くなる前に、とんでもないことになりました。団十郎さんは男の人です。ところが病気になったために、妹さんの血液を、同種移植を受けました。そうしますと、団十郎さんの血液の中には、女性のO型の血液が流れています。元々団十郎さんは、A型の男性だったのです。

　ところがもし団十郎さんがケガをしたり、あるいは団十郎さんが誰かを殺ってしまったとき、現場に落ちている血液は、女性のO型の人が犯人だとなる。ところが、実は団十郎さんはA型の男性なのです。こういうことが現実に起こり得るということです。凶悪犯の悪い人たちというのは、現場に行ってわざと血液を落としてくる前に、女の人の血液を同種移植しておいて、そして現場にわざと血液を落とすのです。ところがすぐに戻ってきたら、元々持っている自分の血液型を移植して元に戻ってしまうわけです。難しい問題です。

　昨日か一昨日のテレビでもやっていましたけれども、「犯人だ！このDNA型だ！」と言って、家宅捜索に行ったら、一卵性の双生児が出てきて、どっちだかわかりますか。一卵性の双生児の場合には、DNAは全部同一の型でどう区分けするか。遺伝子は全部一緒なのです。ところがあとから手が出てくるから指紋は別々なのです。だから、指紋の方が良い場合もあるのです。DNA型だけが良いのではありませんということになってくる。

（3）安楽死

世界の現場を見たジャーナリストが解説「日本で安楽死が認められるべきではない」理由

2021. 8. 27　COURRIER JAPON　　講義：8.25

近年、「死ぬ権利」を求め、世界中で安楽死を巡る動きが活発になっている。日本で安楽死は認められていないが、だからといって、私たち日本人にとっても他人ごとではない。もし、自分が不治の病と診断されたらどうするだろう？　もし、自分の愛する人が堪え難い苦しみから、死にたいと告げてきたら、あなたはどんな対応をするだろう？　世界で安楽死を遂げた患者や遺族、そして医師たちを取材してきたジャーナリストの宮下洋一氏が解説する。

私は2015年末から、スイスを中心に世界6ヵ国の安楽死現場を訪ね、『安楽死を遂げるまで』と『安楽死を遂げた日本人』の2冊を出版した。

　実は安楽死の講義を8月25日にしたのですが、その2日後に日本で安楽死が認められるべきではないという、こういう報告が出てきまして、おお！なんだろうねと思って見てみました。勉強になりました。

世界の現場を見たジャーナリストが解説「日本で安楽死が認められるべきではない」理由
2021.8.27　COURRIER JAPON

スイス：2018年に**1176人**が自殺幇助で死亡。全体の死者数が6万
7088人、約50人に1人が致死薬を利用。
その数は、2010年の352人から約3倍に。
オランダ：2019年版～安楽死した国民は**6361人**、全死因の4.2%
前年の6126人よりも多いが、2017年の6585人は下回る
3136人だった2010年に比べると、約10年間で倍増。
ベルギー：2017年以降も毎年、安楽死による死者数が
右肩上がりで、2019年には**2656人**。2002年に
安楽死法が可決されて以来、この国では
合計2万2081人が安楽死。

　スイスでは 2018 年に、1176 人が自殺幇助で死亡した。ヨーロッパのキリスト教の場合には、オフィシャルに自殺が認められません。日本と一番大きく違う。自殺できないわけですけれども、そこに安楽死と言いながら、実は自殺をしたいという人たちを幇助したのではないかというふうに表に出てくる。全体の死者数が 6 万 7088 人のうち、約 50 人に 1 人が致死薬を利用して自殺幇助をしたのではないだろうか。そんなことが出てきました。オランダでも安楽死した国民は、6361 人と言っているけれども、実際は、これは自殺を目的にしているのではないのかというようなことになってきます。10 年間で倍増した。あるいはベルギーでは、毎年安楽死による死者が右肩上がりで、2656 人も死んでいる。この国では、安楽死法が可決されて以来、2 万 2000 人が安楽死をしている。状況が日本とはちょっと違うのではないですかということです。

カナダ：2016年6月、自殺幇助が制定。2017年6月までの1年間で
1982人が安楽死。自殺幇助が認められてから、医療費
が8690万カナダドル（約71億円）削減～報告書を公表。
オーストラリアのビクトリア州：2017年9月、自殺幇助を原則とす
る安楽死が認められた。2020年6月までの1年間で、自殺
幇助による死者は**104人、積極的安楽死による死者は20人**。
ニュージーランド：2020年10月30日、安楽死法が通過。2021年11月から
実施される。人口約500万人。
アメリカ：**5州**（ワシントン、オレゴン、カリフォルニア、コロラド、
バーモント）とコロンビア特別区のみだった。2021年
8月現在、そこにハワイ、メイン、ニュージャージー
ニューメキシコの**4州**が加わり、「End of Life Option Act
（人生終結の選択法）」の導入を実現。

　カナダでもたくさんあるし、医療費を削減したいというふうに言っている。えっ！何が出てくるのだろう。あるいは、積極的安楽死による死者が 20 人いたとか。自殺が認められていませんので、自殺幇助と言って安楽死が使われているのではないだろうか。あるいはアメリカでは州によって色々違うのですけれども、それが認められている所もあるし、そうでない所もある。

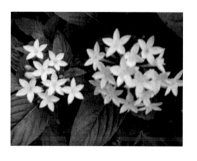

主にプロテスタントの国々で安楽死が認められてきたが、ここ数年、**自殺を禁ずるカトリック諸国も導入**を始めている。

ドイツ連邦憲法裁判所:2020年2月、自殺幇助の禁止がドイツ基本法に反すると解釈し、**自殺幇助の復活を認めた。**結審では基本法に基づき「死の自己決定権」や、自死のために「第三者に援助を求める権利」などを認めざるを得ないと判断した。

スペイン:伝統的なカトリック信者が多い。2020年12月17日、下院議会で賛成が反対を大きく上回り、安楽死法案が可決。2021年3月には上院議会でも承認され、法制化が実現した。スペインの安楽死制度は、オランダのそれに近く、**積極的安楽死と自殺幇助の両方を認めている。**

信仰心が揺らぐなか、**自殺はもはや罪ではなく、「死ぬ権利」**も人権の一部と捉えるようになっているのだ。

　プロテスタントの国々で安楽死が認められてきたけれども、自殺を禁じるカトリックの諸国でも、自殺は認めないけれども安楽死は認めるのではないだろうかという見方になってきています。そういうところで、ドイツでも自殺幇助、あるいはスペインでもカトリック信者が多いのですけれども、積極的安楽死と自殺幇助、両方を認めている。自殺はもはや罪ではなくて、死ぬ権利も人権の一部と捉えられるようになってきたのではないだろうかというようなことが流れてきました。

・医師の苦悩
・自殺幇助団体「ライフサークル」のエリカ・プライシック代表は、2016年に精神疾患患者への自殺幇助をしたことで、殺人罪で起訴。二審判決で無罪、裁判は2021年5月まで続いた。膨大なストレスを抱え、体調不良に陥った。「世界中の国々が、合法かそれに近い状態で自殺幇助を始めている。もっと多くの国で法制化されることを願っている」と語っていた。
・ベルギーでも、2010年に同じ問題が起きていた。取材した精神科医も、患者を致死薬で殺害させた容疑で起訴され、無罪を勝ち取るまでに10年の年月を要した。後に医師は、「安楽死に対する強い責任を感じるようになった」
・重度のうつ病を患う患者は、国によっては、医師の許可が下りれば安楽死ができる。
・日本における法制化
　日本では、そもそも安楽死が違法である。誰もが納得できる「良き死」など、日本に限らず世界にも、実は存在しないのかもしれない。

　担当したお医者さんが殺人罪で起訴される。あるいは二審では無罪になるけれども、長々と関与することにならざるを得ない。無罪を勝ち取るまでに10年の年月がベルギーではかかったという。

　日本ではそもそも安楽死が違法であり、誰もが納得できる「良き死」など、日本に限らず世界にも実は存在しないかもしれないとこの人は書いています。日本では自殺を止めることは直接できない。

それがあるのだったら、消極的安楽死は必要なのだろうかというようなことを書いてきた。これがちょうど安楽死の講義をした翌々日の新聞で報道されたわけです。

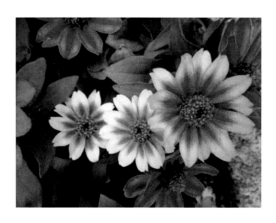

159

（4）秋田弁護士殺害事件

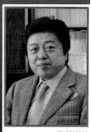

秋田弁護士殺害事件と損害賠償請求訴訟

２０１０年１１月４日未明、当時日弁連消費者問題対策委員長であり、精力的に消費者被害の充実につとめておられた津谷裕貴弁護士が自宅で殺害されるという痛ましい事件がおこりました。

１１０番したのに、また夫婦でいったん犯人を取り押さえたのに、警察が駆け付けたのに、なぜか二人の警察官は、土足の犯人ではなく、素足の津谷弁護士を取り押さえたことから、犯人に殺害されてしまいました。

このような理不尽な結果は、警察官の怠慢によることが明らかです。

もう一つ忘れてはいけない事件が、この秋田弁護士殺害事件であります。これについても少し詳細にお話ししておきたいと思います。秋田の弁護士さん殺害事件は、2010 年 11 月 4 日の未明でありました。当時日本弁護士連合会の消費者問題対策委員会の委員長であって、積極的に色々活躍していた津谷裕貴[16]弁護士さんですけれども、自宅で殺害されるという予想外の事件が起こりました。夫婦で一旦犯人を取り押さえたのですけれども、警察官が駆け付けてきて、二人の警察官は、土足の犯人ではなくて、素足のこの弁護士さんが体格が大きいものだから、犯人が弁護士だと思って取り押さえた。そのときに犯人に刺し殺されたということであります。

秋田弁護士殺害、無期懲役確定へ　最高裁が上告退ける

朝日　2016年4月22日00時57分

損害賠償請求訴訟

当時日弁連消費者問題対策委員長

秋田〔　〕で２０１０年１１月、　弁護士の津谷裕貴さん（当時55〔　〕を〔　〕刺殺したとして殺人罪などに問われた菅原勝男被告（72）について、無期懲役とした仙台高裁の判決が確定する。最高裁第一小法廷（大谷直人裁判長）が１９日付の決定で、被告の上告を棄却した。

判決〔　〕ると、菅原被告は離婚した元妻の代理人だった津谷さんを逆恨みして津谷さん方に侵入。駆けつけた警察官２人が津谷さんを誤って取り押さえた隙に、胸などを枝切りばさみで複数回刺して殺害した。　　　　拳銃も持参し、発射！

１１年の一審・秋田地裁判決は懲役３０年としたが、１２年の二審・仙台高裁秋田支部は「訴訟手続き上の法令違反がある」として地裁に差し戻す判決を言い渡した。だがこの二審判決は１４年に最高裁で破棄され、高裁で審理をやり直すことに。同年に開かれた差し戻し後の二審・仙台高裁判決は、懲役３０年とした一審判決の量刑を「軽過ぎる」として破棄。無期懲役を言い渡した。

これが本当かどうかということで争われたのですけれども、一審判決では被告に対して、懲役 30 年という判決が出たのですけれども、これで良いのですかということで控訴して、最高裁で破棄されて、差し戻しになった。そのあと無期懲役に判決が確定するまでにかなり時間かかりました。刑事事件のほうは無期懲役で確定したのです。最終的にはそれで良いのですけれども、しかし刑事裁判の中で事実認定については、実はあまり詳細には出ていない。駆け付けた警察官二人が弁護士さんを誤って取り押さえたというのですけれども、どういうふうに何をしたかということは、あまり出てこない。ということで実は損害賠償請求によって、その事実を明らかにしたいということになりました。

実際誤って取り押さえたというのは、どの程度のものなのかということですけれども、現実には凶器を色々持っていました。拳銃も持っていまして、拳銃を実は奥さまに向かっ

---

[16]　津谷裕貴：弁護士。35 期生、秋田弁護士会所属、会長（平成 13 年）。平成 21 年 6 月には日弁連の消費者問題対策委員会の委員長。

て発射しようとしたのですけれども、拳銃のことに詳しくなかったために、弾は出なかったのですけれども、完全に撃ち殺そうということをやっていることまであった。そういうことが一つひとつ認定されていないということで、もっと詳細に損害賠償請求の訴訟で事実認定をしてもらったほうが良いのではないかということになりました。検察庁あるいは秋田県警は、不祥事を隠ぺいする目的なのかどうかわかりませんけれども、全容は明らかにさせてくれなかったということで、なんとか、これは3回忌を迎えるので、損害賠償請求訴訟を起こして、刑事事件とは別に真相解明のための裁判をやろうと、こういうことを考えてきたわけです。

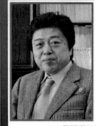

秋田弁護士殺害事件と損害賠償請求訴訟

ご遺族は、菅原勝男被告の刑事裁判の進行も見据えて、秋田県警に対する損害賠償請求を検討してきましたが、同被告の刑事事件は、検察庁が、秋田県警の不祥事を隠ぺいする目的からなのか、起訴事件を、津谷弁護士への殺害事件のみに意図的に絞ったことから、かえって、同被告の犯行の全容が解明できず、そのために、いまだに最終の刑事判決が出ず、混迷しています。

そこで3回忌を迎える2013年10月29日、ご遺族6名が、被告人の菅原勝男と秋田県警を所管する秋田県に対して損害賠償請求訴訟を提起しました。　2億2305万1758円請求

110番の日である2013年1月10日に、秋田地裁で、裁判が開始！

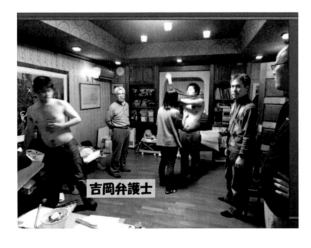

吉岡弁護士

実際に、110番の日である1月10日というのがあるそうですけれども、この日に民事裁判を開始した。一応現職の働き盛りの弁護士さんですから、家族は2億2300万円の請求にした。お金が欲しいというのではなくて真相解明をしたい。これが元々の考えであった。そこで、押田先生なんとか協力してくださいということになりまして、吉岡和弘[17]弁護士さんに頼まれて、色々検討しました。

この吉岡さんも一緒に働いていた弁護士さんだったのですけれども、吉岡さんの身長・体重が殺された人に似ているので、吉岡さんで実験やろうと思ったら、実は人間というのは、乳頭の位置がこんなに違うのだということを、このとき私も初めて気が付きまして、「あなたの乳頭は、殺された人の乳頭の位置と違うから、再現できない」と言ったら、なんと息子さん3人が男の子でした。よし！じゃあ、3人の息子さんたちで実験やろうということになってきました。

---

[17] 吉岡和弘：弁護士（34期）。仙台弁護士会所属。1992年 先物取引被害全国研究会代表幹事。1995年 日弁連消費者問題対策委員会副委員長。1998年 仙台弁護士会副会長。

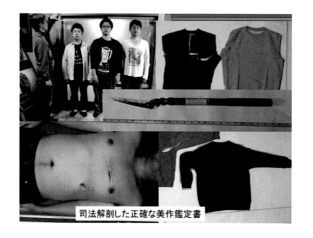

司法解剖した正確な美作鑑定書

息子さん 3 人いるのですけれども、左の人が長男、ちょっと小さめ。次男大きめ。三男大きめ。平均すると被害者の体型とそっくり。こういうことがわかりましたので、この 3 人の兄弟に手伝ってもらおうというふうになりました。刑事裁判終了後に、ご遺族に着衣が返還されていました。これもラッキーです。刑事裁判が終わりましたので、殺されたときに着ていた着衣が返ってきました。何が凄いか

というと、着衣に損傷の跡が全部残っています。どの位置かということがハッキリわかります。下にシャツを着ていて、その上に半袖の上着を着ていた。2 着あります。それとそっくりなものを買ってもらいました。そしてそこに、糸でどこに損傷があるかというのを縫ってもらいました。現物の着衣は証拠ですから、勝手に着たりしてはいけませんので、それに色々切られていますので、同じものをつくってもらいました。そして、被害者がおりませんので、被害者の家族、男兄弟の息子さんに被害者と同じ所に傷をつけました。これはなぜできたかというと、司法解剖してくれた美作宗太郎[18]先生は、実は日大の私の講義を聴いて、法医学者になった人なのです。

今秋田大学の教授になっていますけれども、彼が司法解剖してくれましたので、物凄く正確に再現できるようになっていまして、乳頭の所から何 cm の所に、何がどうなっているというのは全部正確に記載してありますので、それと同じものを被害者の所に貼って、損傷の部位が全部再現できたわけです。この着衣が戻っているということと、正確な司法解剖のデータがあったということで、これが再現できることになりました。凶器はなぜか難しいものですけれども、二股のハサミなのです。片方を外してきたのです。長さが 90cm ぐらいあります。刃物だけでもかなり怖いです。槍みたいなものです。見たことがありませんけれども、長いもので、この野郎め、絶対許さないという決意が表れています。これとピストルを持って殺しに来た。

実はこの弁護士さんが、別な事件で相手側の弁護士さんとなったのですけれども、そして、こてんぱんにやられて負けた。悔しくてあの野郎めという恨みで、それから数年して、同じ町内にいた人なのですけれども、凶器を準備して、それからピストルも買った。しかしピストルは、弾は入っていたのですけれども、撃ち出すことができなかった。それで奥さまは助かった。

[18] 美作宗太郎：みまさかそうたろう、法医学者。日本大学医卒（平成 7 年卒）、札幌医大・東北大法医学（医学博士）、グラスゴー大学客員研究員（2001.9～2003.3）、弘前大准教授、秋田大法医学教授（2009.3～　　）

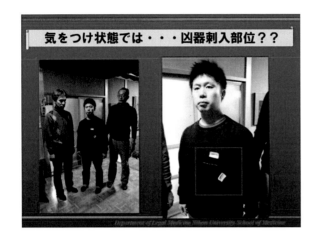

まず長男、「じゃあ、おまえ着てみろ」、着ました。下着を着ましたら、この図の書いている所が死体にあった刺入口です。点線になっている糸が付いているのが着衣の損傷です。気をつけ状態にすると、全然合わない。それから上だけではなくて、左下のほうの損傷も、左下のほうにずれている。この状態では刺せない。

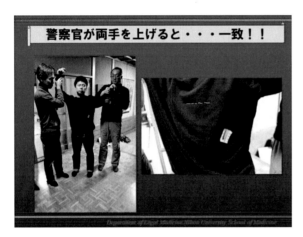

ところが警察官役の体格が良い人ですけれども、2人が両手を上げて、万歳させた。そうしますと、着衣の損傷がピタッと合ったのです。両手を上げた状態で、着衣の損傷の位置と刺入口の位置が合う。そこへさっきの刃物がくるわけです。ピタッと合っている。

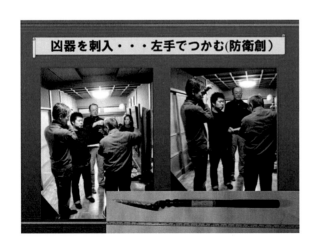

最初に左下の刺入口の方に刺入したのです。それをやめてくれというので、弁護士は手で刃器を握ったようであります。

凶器は柄の長い剪定ハサミを片方だけはずしたもので刃物の部分の長さは約16cmでした。

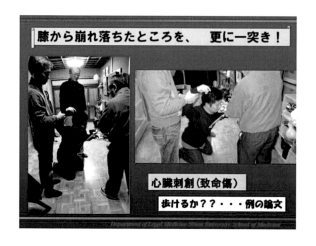

刺されたあとに崩れ落ちる。崩れ落ちたところを、前のほうから斜めに心臓を刺されていくわけです。その位置もピタッと合っている。ですから、警察官が取り押さえたりしたけれども、刺されたときにはみんな逃げましたと言っているのはウソだということがこれでわかる。崩れ落ちたところを、心臓を刺されて、この心臓を刺されたのが致命傷になるわけです。

問題は廊下で刺されたのですけれども、自分のベッドの所まで歩いて行った。前に講義をしたときのことを覚えているでしょうか。心臓を刺されても刃物は抜いてはいけない。そして、抜いたとしても250m歩いた人がいたり、色々いましたよねという、例の論文があるのですけれども、それを参考にすれば良いわけです。心臓を刺されたら即死だなんて思っている人は、事実認定が甘いということです。長男でピタッと合いました。

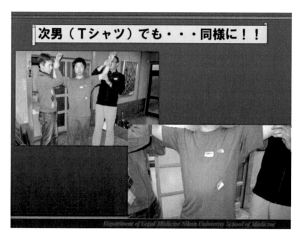

少し背が高い次男はどうなのだろうか。気をつけ状態では刺入口と着衣の損傷部位がずれていましたけれども、やはり両手を確保しますとピタッと合う。こういうことがわかりました。

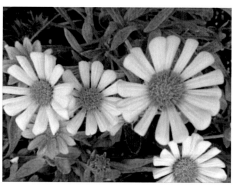

164

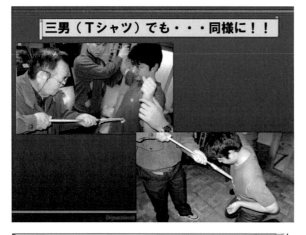

三男（Tシャツ）でも・・・同様に！！

そして三男でもやりました。手を上げた状態では、左下の損傷の位置が一致し、略直角に刺入されます。その後前から斜めに心臓に向かって刺されるのですけれども、これもピタッと合います。こういうことを書類にまとめて鑑定書として出しました。

例えば、弁護士さんの子ども、三兄弟に実験用のTシャツと実験用の上着を着用させて、気をつけ状態で写真を撮影すると、上半身に貼付した刺入口の写真部位と明らかに食い違っている。ところが両側の警察官役の二人が、被害者役の三兄弟の両手を上方に確保した状態にすると、損傷部の白い糸と胸の損傷が全部一致する。そして両手を上方に確保した状態で、下のほうの損傷が最初にできた。そして被害者は凶器を左手でつかんだということも一応再現できます。そのあと右手を確保された状態のまま、被害者が崩れ落ちてくるのですけれども、この手は離されない状態で左上胸部の所、やや前から下やや後ろの方向に、心臓に向かって刺された。ということが妥当だということになりました。刺創を負ったのですけれども、

◉鑑定事項１ 津谷弁護士が被害時に着用していた末尾添付の別紙資料①の着衣（「スエット上衣」、「Tシャツ」）を用いて犯行時の再現実験を行うことにより、津谷弁護士が本件凶器で刺突された際の加害者及び同弁護士の体勢を鑑定されたい。その際に津谷弁護士の動作に身体的に影響を与えた者がいたとすれば、その者の動作内容も併せて鑑定されたい。

津谷弁護士の子供（三兄弟）に実験用Tシャツと実験用上衣を着装させ、「気をつけ」状態で写真を撮影すると、上半身に貼付した刺入口の写真部位と明らかに食い違っていたので、このような「気をつけ」状態で本件の胸部の刺入口が生じたと考えることは絶対に不可能である。両側の警察官役の二人が、被害者役の三兄弟の両手を上方に確保した状態にすると、損傷部に白糸を縫い付けた部分と胸部の損傷のいずれもほぼ一致した。両側の警察官役の二人が、被害者役の三兄弟の両手を上方に確保した状態で、加害者が左下胸部の損傷イ（「前やや上方向から後やや下方向に」刺入）を生じたと仮定すると、着衣の損傷に矛盾はみられない。そして、被害者が凶器を左手でつかんだとすると御遺体にみられる左手の損傷と矛盾がみられない。その後、右側の警察官役が被験者役の右手を確保した状態で被験者が崩れ落ちて膝をつき、左上胸部損傷ア（「上やや前方向から下やや後ろ方向へ」）が生じたとすると矛盾が見られない。

【鑑定事項２】津谷弁護士が同人宅内の応接室前の廊下にいるときに前胸部を本件凶器で２度にわたって刺突されたとした場合、直後に、津谷弁護士が刺突された位置から自分の寝室まで廊下を約６．８ｍ警察官等とともになだれ込み、３〜５秒後に原告良子が覗き込むと犯人と警察官等が折り重なり、同警察官の背に津谷弁護士が手をついて立っており、原告良子がその状態を３〜５秒目撃した後、５〜１０秒後に津谷弁護士が約４ｍを歩行して台所に入ってきて約３秒立っていた後、津谷弁護士が崩れるように倒れたという行動をとることが医学的に可能であるか。可能の場合にはその理由、及び、類似の実例を紹介されたい。

左前胸部から左心室内にいたる刺創を負いながらも、受傷後約６０ｍ自力で移動した男性の実験を経験し、その詳細を記載し、関連した事例についても調査した論文を発表しており、心臓刺創後に移動できたり、救命される事例があることは明らかである。心臓刺創即死と単純に考えてはならない事例が存在するという知識を得て、本事例を検討すれば、廊下で刺創受傷後寝室まで移動し、その後隣の台所まで移動することは当然の想定内の行動であることが明らかであろう。

そのあと事実認定をしてゆくのを見ると、心臓刺創後に移動したりする可能性があるということを、我々は論文で見ています。廊下で心臓刺創を受けたあと、寝室まで移動して、その後隣の台所へ行って、バタッと倒れて死んだのではないか。こう言われているのは全部理解できます。こういうことを鑑定書にして出しました。最終的には、2億2000万円請求したのです。私の実験したとおりで事実認定したほうが良いですよということを書類で

出したのですけれども、なんと、1億6400万円払えという判決が出た。判決には押田のお
の字もないですけれども。最高裁も今度は読まないとヤバいと思って読んだと思います。
書いてありませんけれどもこうなりました。

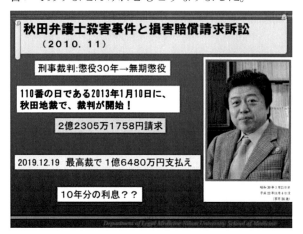

1億6400万円ではないのです。
判決が出るまでの間に10年かか
っています。10年分の利息はいく
らでしょうか。計算できる？　5％、
5分の利息が複利でつくのです。
計算できますか。暇なときにやっ
てみてください。1年目、1億6000
万円×0.05、いくら？　大体わか
りますよね。

——800万ぐらい。

800万円ぐらい。これに800万円加えた数字に、今度はまた0.05掛けて、またそこに足
していって10回計算すれば10年分出ます。利息だけで1億円近いのです。2億5000万円
ぐらいのお金が出た。「この1％ぐらいは押田先生のおかげではないのですか？」と、ふざ
けて言った。

2. 法医学の今後の課題

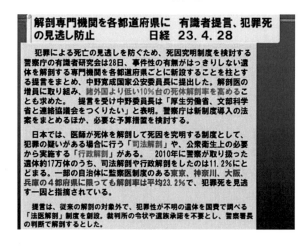

こんな具合でありまして、押田
先生がやれば全部うまくゆくか。
そうはゆかない。法医学の今後の
課題というのがあります。なんだ
ろう。一つは、諸外国では変死体
は100％あるいは30％・50％解剖
されているのが当たり前なのです。
日本では10％程度の法医解剖率
しかない。これではいけないので
はないですか。行政解剖している
数が、日本ではなんと言っても少
ないのではないですか、これを増

やしてください。監察医制度があるのは東京・神奈川・大阪・兵庫の4府県、たくさん解
剖している所でも日本では23％であり、外国では100％という国まであるのです。なんで
日本は一流だと言っているのに、10％台なのですか。なんですかこれは。これをなんとか
しなくてはいけない。これを私は30年前から言っているし、赤石教授が日本法医学会理事

長のときにも言ったのですけれども、警察庁では全然取り上げてくれません。

　有識者の提言で、5年後をめどに20％、将来的には50％を目指す。ちょっと待ってください。これいつの新聞ですか。平成23年。今もう10年経っています。5年後をめどの20％。どうなっているのですか。死体は票にならない。票にならないものは取り入れないというのが、日本の中枢の人たちの考え方ではないのですか、といわれています。

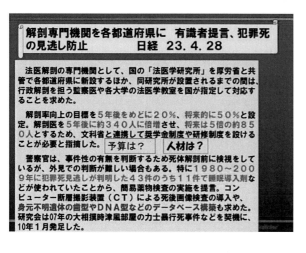

解剖専門機関を各都道府県に　有識者提言、犯罪死の見逃し防止　　　　　　日経　23.4.28

法医解剖の専門機関として、国の「法医学研究所」を厚労省と共管で各都道府県に新設するほか、同研究所が設置されるまでの間は、行政解剖を担う監察医や各大学の法医学教室を国が指定して対応することを求めた。

解剖率向上の目標を5年後をめどに20％、将来的に50％と設定。解剖医を5年後に約340人に倍増させ、将来は5倍の約850人とするため、文科省と連携して奨学金制度や研修制度を設けることが必要と指摘した。　予算は？　　人材は？

警察官は、事件性の有無を判断するため死体解剖前に検視をしているが、外見での判断が難しい場合もある。特に1980～2009年に犯罪死見逃しが判明した43件のうち11件で睡眠導入剤などが使われていたことから、簡易薬物検査の実施を提言。コンピューター断層撮影装置（CT）による死後画像検査の導入や、身元不明遺体の歯型やDNA型などのデータベース構築も求めた。研究会は07年の大相撲時津風部屋の力士暴行死事件などを契機に、10年1月発足した。

　そして解剖医を5年後には、今100人ちょっとしかいないのですけれども、それを340人に倍増させたいと言っている。将来的には5倍の850人にする。今でも全然増えていません。言っていることが全然実現されていません。そこに色々なものが出てきました。さあ、何がでてきたのだろうか。この予算は、あるいは人材はどうやってつくっていくのだ。

　司法解剖できるような人は、最低でも10年良い先生についてトレーニングを受けなければいけないと私は思っています。もう10年経ったのに、どれだけ増えているのですか。実は予算も付いていないし、人材を養成するための考えなんか全然出てきていないという状況です。

　人材は非常につくるのが難しいです。解剖せずに死因を病死と誤ったようなケース。一番有名なのは大相撲の部屋で若手の力士が亡くなりましたといって、病死というふうに地元のお医者さんは言ったのですけれども、そのお相撲さんの実家が新潟だったのです。実は新潟は私が前にもお話ししましたように、御巣鷹山の事故のときに、私よりも若い人で良い人はどこにいるかというと、新潟大学にいるというので呼んだぐらいのところなのです。この人はその後実は教授になっていました。新潟に行ったら、ちょっと待てよと解剖してみたら、暴行されて死んでいます。リンチです、ということになって大問題になってきた。これが表に出てきて、そのあと犯罪死を見逃したのが45件もあります。

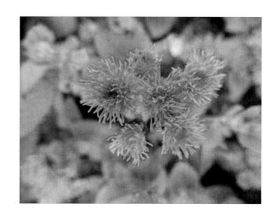

木曽の池の駐車場に止められた車内で、61歳の人が見つかったけれども、車内には練炭を燃やしたコンロがあるということで、寝込んで死んだのではないですかと、過失死として処理された。あとから実は、3件の巨額の保険金がかけられていて、殺人の可能性が出てきた。こんなことになっている。

平成10年以降、ここ10年で45件の怪しいものが出てきた。45件のうち病死と認定されたけれども、実は殺しだったのが17件。自殺だと認定されたけれども、14件が殺しだった。過失だと認められた13件が実は殺しだった。これがあとから判明してくる。何故解剖していないか。解剖が実際に45件のうち行われていたのは、5件だけだった。その解剖した結果も間違えて処理されていた。

こんなことで日本は一流ですかということで、なんとかしたほうが良いのではないですかと言って、なんとかなったといわれているのが、24年4月に新しい法律ができて、新法解剖[19]といわれています。1年後に開始されました。平成25年4月からですから、もう7、8年経っているのですけれども、どのくらい増えましたか。本当に増えているのですか。これを確かめる必要があります。残念ながら日本という国は、まだまだ解剖率が本当に増えていない。

---

[19] 新法解剖：犯罪に関係しない異状死において、警察署長・海上保安部長などの判断のもと、死因を明らかにする目的で行われる解剖。平成25年（2013）に施行された死因・身元調査法に基づいて行われる解剖。

最近のインターネットで、こんなのが出てきました。日本は素晴らしいというふうに言っていますけれども、本当に解剖しているのですか。ちゃんと十分な解剖費は出していますか。出していません。私が30年ぐらい前に赤石理事長と一緒に、庶務幹事で警察庁に行って、解剖費はその当時7500円だった。こんな安いお金で解剖していて良いのですかと言いに行ったら、ふん！と言われて帰ってきました。そのあとで若干解剖費用は手当てが付くようになったのですけれども、解剖の実費にも足りない、超奉仕的な金額で我々は30年間実は司法解剖していました。こんなので良いのでしょうか。本部長や署長の宴会などを開いて、そこから変な支出していませんか。これ以上は自粛しますというふうに書いてあります。

実際に末端の警察官は極力解剖したくない。あらゆる理屈をこねて解剖を拒否しているのを警察庁は知っているのですか。こんなメールも出るようになりました。とにかく「死因不詳」とか、一切解剖しようとしていない、これが日本の現状ではないのですか、というふうに言っているメールまで出るようになってきました。

その一例。これは難病の筋萎縮性側索硬化症、ＡＬＳというのですけれども、全身の筋肉がどんどんだめになってくる。将来的には呼吸が止まるのです。ところが、お医者さん2人とお母さんが組んで、この人を嘱託殺人した。ご遺体は解剖を経ずに火葬されて、日本では証拠隠滅で証拠がなくなってしまいます。決め手になる証拠がないのに、これが表沙汰になっ

てきました。病死に見せかけるための診断書を偽造したり、検視や司法解剖を経ずに火葬してしまっている。こんなことで良いのでしょうか。殺人の疑いということで、この被告人と奥さまですけれども、逮捕されて、これから起訴されると書いてあります。こんなことで良いのでしょうか。これが日本の現状です。

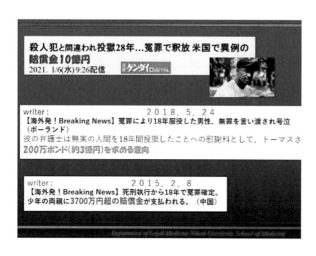

前にもお話ししましたように、アメリカで殺人犯と間違われて28年間刑務所に入っていた人が、冤罪で釈放されて、なんと、賠償金が10億円。最近出ましたけれども布川事件の桜井さんは29年間刑務所に入れられて、無罪となりなんと、1億3000万円の刑事補償です。そして国家賠償は七千数百万円です。こんなので良いのでしょうか。あるいは、ポーランドでは18年で3億円。中国では、死刑

執行されてから18年で冤罪が確定した。えっ！死刑執行されてしまったの！少年の両親に3700万円。良いのですか、こんなので。日本で袴田事件は50年前の事件ですけれども、死刑判決が出て50年近く刑務所に入れられて、釈放されていますけれども、冤罪かどうかという裁判が進行しています。50年経って、まだ死刑執行されていないのです。中国で3700万円。こういうふうにして、国によって考え方が物凄く違うということは皆さんもわかると思います。アメリカでは損害賠償でもがんになったと言って1人で3兆円。それでは高すぎるといって34億円になったり、もう国によって全然違うということです。

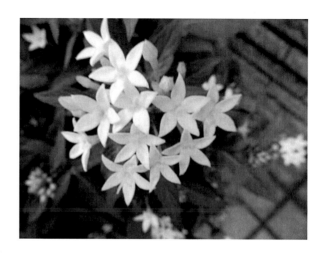

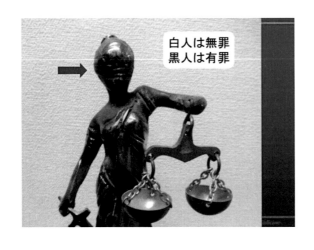

白人は無罪
黒人は有罪

　皆さんもご存じのように、私はこの法律の女神はどうなっているのだろうと思って見ています。アメリカという国では、白人は無罪、黒人は有罪という傾向がある。さっきの28年間閉じ込められて、懲役となっていた人も黒人です。それが冤罪だったのです。冤罪になっている人のほとんどが黒人だということです。これは知っておく必要があります。つまり、日本の最高裁にある法律の女神の彫像を見ていただきたいのですけれども、目隠しはしていません。目がきょろきょろして、白人だったら無罪。黒人だったら有罪。これで良いのですかということで、ヨーロッパの人たちは、女神は目隠しをして白人か黒人かということはわからないようにして判決を出すのですよというので、この彫像をつくっていました。私がたまたまカジノで大勝ちしたときに、買ってきたものがこれですけれども、これは実はヨーロッパ系の青銅製だということです。日本の最高裁あるいはロースクールにある法律の女神見てください。全部目がきょろきょろして、いかにして自分が出世するためにはどういう判決を出せば、自分が長官になれるかということを見ているのではないですかということです。これは知っておいていただきたいと思います。

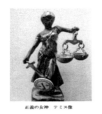

法医学からみた平均寿命と健康寿命
〜事件・事故に巻き込まれないために〜

　今世界で日本人の平均寿命は世界一になっていますけれども、寝たきりにならないで平均寿命まで生きられる人がどのくらいいるか。今日の新聞にも出ていますけれども、100歳以上の人は8万人を超えていて、88%が女性なのです。ところが女性は、平均寿命で亡くなるまでに約10年間寝ている。男性も8年間寝ている。平均寿命と健康寿命をなるべく近くするのが大切ではないですかということを言っています。

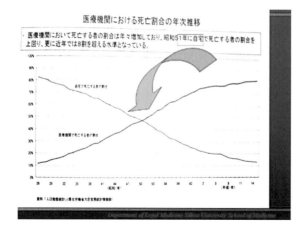

さあ、自宅で亡くなる人がだんだん増えてくださいと言っています。昔は自宅で亡くなるのが当たり前だったのですけれども、今では病院で亡くなる人のほうが遥かに増えています。

在宅医療：家での看取り促進、医療費削減も狙い
毎日　１８．７．１２

　０４年厚生労働省「人口動態調査」によると、自宅で亡くなった人の割合は１２．４％にとどまり、医療機関は８２．３％に上る。半世紀前は在宅死が８割だった。

　一方、厚労省は０３年に実施した意識調査から「痛みを伴う末期状態の患者になった場合、『自宅で療養したい』と答えた人が６割だった」とし、意識と現実のズレを強調。これを、在宅医療の診療報酬加算の根拠の一つにしている。

　しかし「在宅療養希望６割」の内訳は、実は「自宅療養をした後、必要になった場合には緩和ケア病棟や医療機関に入院する」４８％と、「最期まで自宅」１１％の合算だ。最期までの自宅療養が困難な理由についての最多回答は「介護してくれる家族に負担がかかる」だった。

ところが、在宅医療をしますと、国としては医療費が激変するので自宅で死んでくださいと主張しています。介護してくれる家族に負担はかかるのですけれども、保健医療が物凄く減るのです。

在宅死倍増・国試算、２５年度に５０００億円減
米国では千万円！
毎日　１８．７．１２

　入院１カ月の平均医療費は４１万円だが、死亡前１カ月に限ると、その３倍近い１１２万円に膨らむ。しかも年間の死亡者数は今後、年２万人ペースで増加する見込みだ。

　厚労省は「家に帰りたい、という自宅療養の希望をかなえるためで、医療費削減効果は付随した結果に過ぎない」と説明する。が、自宅や介護施設での死亡が倍増すれば、２５年度の終末期医療費は５０００億円削減できるとも試算している。

　また、厚労省は医療費削減のために、病院のベッド数の大幅再編にも着手する。「療養病床は入院日数を延ばし、医療費を引き上げている」として、医療保険適用の療養病床２５万床を１５万床にする。さらに介護保険適用の療養病床１３万床も、６年後の１２年度には、在宅やケアハウス、老健施設に移す方針だ。

入院１ヶ月で日本人の場合平均医療費は４１万円。１ヶ月いくらぐらいだったでしょうか？　差額代は別ですね。医療費は４１万円と書いてあります。アメリカでは１ヶ月１０００万円ですから。ＩＣＵで１ヶ月いたら１０００万円。２ヶ月いたら２０００万円。えっ！アメリカという国は、二十歳に子どもたちがなったときに、もう相続するのです。お祖父ちゃん・お祖母ちゃんには現金なんかないのです。だから、

臓器移植提供者が多いということをこの前話しました。

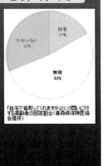

「国の在宅死4割目標は不可能」
キャリアブレイン　20.1.18

「患者の意志を尊重した適切な終末期医療を提供する」として、厚生労働省は自宅等での死亡割合を4割にすることを目標にしているが、「〝高齢者の希望に沿うなら、、逆に1割に下方修正するべきではないか」－。厚労省が2030年には47万人の「死に場所」が確保できなくなると予想し、看取りの場所として自宅へと誘導する一方、高齢者の過半数が「自宅での看取り」は無理と考え、同省の目標とは大きな隔たりを見せていることが1月17日までに明らかになった。

「自宅で看取ってくれますか」という問いに対する高齢者の回答割合（老齢保険医協会提供）

国としてはできれば在宅で亡くなる人が4割になってほしいという目標になっているそうです。残念ながら、まだ1割くらいしかなっていない。なんとか自宅で亡くなるようにというのが、国の方針だそうです。しかし、自宅で亡くなるかどうかという新しい問題が発生しています。

阪大助教夫婦を逮捕　高齢の母親暴行死容疑
24.3.15

母親を暴行して死なせたとして、大阪府警東住吉署は15日、傷害致死の疑いで、長男で大阪大学歯学部助教、佐保輝之容疑者（52）＝大阪市東住吉区＝と妻の無職、ひかる容疑者（48）を逮捕した。同署によると、輝之容疑者は「母がつかみかかってきたので制止したが、暴行はしていない」、ひかる容疑者は「私はやっていない」といずれも否認している。逮捕容疑は昨年6月20日未明、自宅マンションで佐保容疑者の母親、重子さん＝当時（80）＝に顔を殴るなどの暴行を加え、同日午後6時ごろ、外傷性ショックで死なせたとしている。
→懲役8年（10年求刑、控訴）

母親を暴行死　阪大助教夫婦に懲役8年
弁護側即日控訴　　　2014/02/20に公開

同居していた母親＝当時（80）＝を暴行し死亡させたとして、傷害致死罪に問われた大阪大歯学部被告（54）と妻被告（50）の裁判員裁判の判決公判が20日、大阪地裁で開かれた。斎藤正人裁判長は「2人がかりで高齢の被害者に長時間暴行した点は悪質で、責任は重い」として両被告に懲役8年（求刑懲役10年）を言い渡した。弁護側は即日控訴した。
両被告は無罪を主張。公判では、捜査段階で暴行を目撃したと話した被告の父親（85）が「2人は暴力を振るっていない」と供述を翻し、証言の信用性の評価が焦点だった。斎藤裁判長は判決理由で「父親は事件直後から両被告が暴行したと供述しており、信用できる」と指摘。「高齢で車いすのため、両被告に不利な証言をすれば今後の生活がしにくくなると考え、供述を翻したと推認される」と述べた。判決によると、両被告は平成23年6月20日未明、大阪市東住吉区の自宅マンションで、約2時間にわたり母親の顔を何度も殴ったほか、体を揺さぶり家具に押しつけるなどして外傷性ショックにより死亡させた。

私が関与したのは、大阪大学の助教の歯科医がお母さんを殺したのではないかということで、懲役8年という判決が出ていた。本当ですか。自分たちはやっていませんよ、なんとかしてくださいと言ってきました。懲役8年。酷いじゃない。大阪は大丈夫かいね。実際懲役8年の判決が出た。先生助けてと言う。

高齢で車椅子のために不利な証言をしたら今後生活がしにくくなると思って、旦那さんは殺したというふうに実は自白をしたのです。これはウソでしたということになってきました。調べてみると、二人がかりで80歳のお母さんに長時間暴行した点というのは、悪質で責任は重いとして懲役8年になったのです。本当にやったのだろうか。ボコボコに殴ったと判決に書いてある。こんなの誰が言ったのか。解剖した人は、外因死か病

死なのか、そこのところを慎重に検討したほうが良いというふうに書いているのに、ボコボコに殴ったと認定しているのは、大阪大学と近畿大学の法医学の教授が意見を出していた。ふざけんじゃないよ。この二人の教授は何を考えているのだと、珍しく感情的な意見

書を出しました。許すわけにいかんぞと言って出した。大阪高裁の判決の中に押田の「お」の字もないのですけれども、懲役8年がなんと、罰金20万円になった。

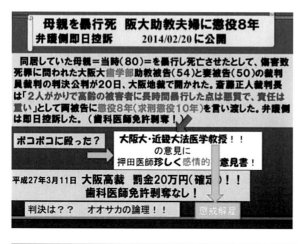

これ無罪だろうよと言ったら、歯医者さんなのですけれども、歯医者さんは懲役8年になったら、歯科医師免許剥奪になってしまいます。罰金20万円だったら先生これでいいですよと言って、これで刑事裁判が終わった。私は許さないぞと。これは無罪という判決が出なければおかしいじゃないのですかと言ったら、なんと、大阪の論理で押田のおの字もないのに、懲役8年を罰金にもってくることも異様だし、罰金ではなくて、私は無罪にすべきだと思うのです。大阪の論理と言っていたら、この近畿大の法医学教授は、皆さんご存じのように懲戒解雇。なんと、この6年間で5100万円あまりの詐欺を働いて、ということで、解剖の報告書に架空の検査結果も出している、ということが報道されてきた。

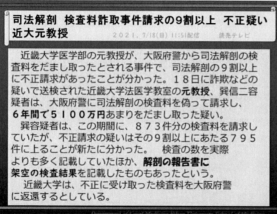

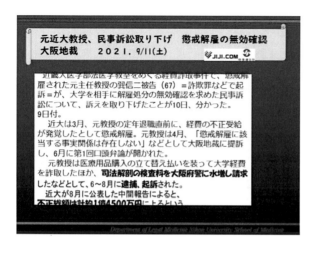

それだけではありません。さらに、水増し請求をしているということで、不正請求は1億4500万円になってきた。そして逮捕、起訴することになってきた。こんな人の証言を裁判で使っていたのが、大阪の裁判で良いのですかということを言っているわけです。お母さんを死なせたと言って、逮捕された夫婦がなんと、許すわけにいかないと言って、司法解剖した結果、全身にあざがあったり、肋骨

174

や胸の骨折しているのですけれども、これは暴れたりタンスを叩いたり、自分でもやっていたのではないかと主張しているのですけれども、それだけで許さない。今度は複数の法医学者がこういうことを言ったのであって、これを許さないということで、なんと、1億円の損害賠償を求めて民事裁判を起こしてきた。

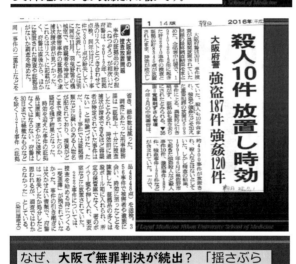

「母を死なせた」と逮捕された夫婦 捜査機関にもう一度立ち向かった理由 当初から指摘していた「認知症」

2021/ 8/24(火) 20:57配信　8チャンテレ

佐保さんは逮捕前、大阪大学歯学部の助教として働いていました。しかし、大学の規定で起訴後の休職は**2年間**までと定められていたため、**裁判中に解雇され復職は認められません**でした。事件の背景などを理解してくれる診療所に採用され、歯科医として再び働き始めたのは判決から4年後でした。
2021年6月20日。重子さんが亡くなって10年となる命日を迎えました。まだ納得はしていません。【輝之さん】「そばにいててあげられて、母もそばにいることを幸せに思ってくれてるんじゃないかなって思って。」

罰金20万円の"結論"で、なぜこんなにも人生は変わってしまったのか。2人は再び立ち向かうことにしました。国や大阪府などを相手取り「傷害致死と決めつけた見立てで、不当に3年間勾留された」などとして1億円の損害賠償を求めて民事裁判を起こしたのです。　←無罪ではないので、刑事補償は出ない

刑事裁判では、弁護士費用などで800万円以上かかり、仕事も長期間失っていたため、もう弁護士に依頼をするお金はありません。裁判のやり方を一から勉強して、**代理人のいない夫婦だけの戦いです。**

殺人10件 放置し時効

大阪府警 強盗187件 強姦120件

なぜ、大阪で無罪判決が続出？ 「揺さぶられっ子症候群」の捜査をめぐる危うい現実

柳原三佳

2020年12月4日、大阪地裁は「揺さぶられっ子症候群（SBS）」事件で虐待を疑われていた母親に、またしても無罪判決を下しました。
2014年以降の6年間に、少なくとも全国で16例の「揺さぶられっ子症候群」裁判で無罪判決が出ているとのこと。
有罪率99％以上と言われている日本の刑事裁判で、無罪がこれほど連続するというのは、まさに異例中の異例です。
そのうちの半数にあたる8件は大阪府警が捜査という事実

検察側小児科M医師の証言

しかし、ちょっと待てよ。無罪になったのだったら国家賠償を認めることができます。罰金20万円を認めてしまっているので、有罪を認めているじゃないですか。こんなことで良いのですかということを私は今心配しています。弁護士費用などで800万円以上もかかったので、全部代理人のいない夫婦だけの戦いを今始めたということで、なんとか応援してあげたいのですけれども、無罪でないので大丈夫かなと。日本の裁判で、特に大阪の論理でどうなってゆくか。これが注目の的です。

大阪ではこれだけでなくて、殺人も10件放置して、時効がきてしまっています。大丈夫かよ、大阪。それだけでなくて、有名な裁判長が、無罪判決をあるいは逆転判決出したのが、こんなにありますよ。裁判官の悪口言っていて済むのですか。

なぜ、大阪で無罪判決がいっぱい出てくるの。揺さぶられっ子症候群でも無罪判決が出てきているのですけれども、なんと、16件のうち8件が大阪です。なぜか。大阪で刑事裁判に出てきている小児科のM先生が言っていることがウソインチキだから。だからみんな高裁とかで無罪になってくる。こんなものを認めていること自体が、もう常識がないのではないですかというふうになってきました。

3．人脈と赤い糸

(1) 天地人

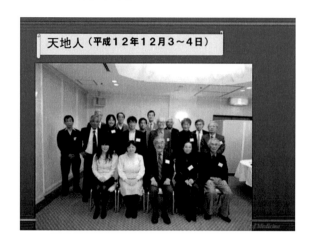

こういうふうに考えてくると、やはり私が一番今実感しているのは、人脈と赤い糸ということです。真ん中に写っているのが前の京都大学の尾池和夫[20]総長なのですけれども、この人が「天地人」という研究班をつくりました。天というのは天文学の天。地というのは地球物理学の地震の専門家。人というのは変人の集まりで、この変人が天と地の最先端の研究発表を聞いたら、どういう反応をするのかという、考えたこともないようなことを企画するのが京都大学です。だからノーベル賞に結び付く人が多いのだと思うのです。

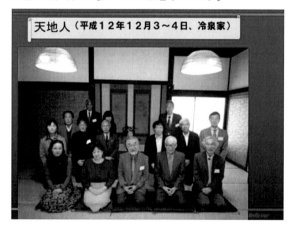

この研究班に私も「おまえも変人だから来い」と言われました。なぜかと言うと、この学長のすぐ下にいた地震学者が、私の高校の3年6組の時の同級生で教授をやっていたからでした。真ん中の左手に座っている人が、冷泉家[21]（レイゼイケ）のおかみさん。冷泉家の中に入ったことのある人いますか、天皇陛下に色々儀式を教えているのが、実は冷泉家です。冷泉家の中を全部見学させてもらいました。私の隣に座った冷泉家のおかみさん。地元の人は怖くて誰もしゃべれないぐらい凄い人なのです。「今度あなたの家で、この会議やらせてもらえませんか？」と言ったら、「良いですよ」と言った。「総長、次回は冷泉家で良いと本人が言っていますよ」と言ったら、

---

[20] 尾池和夫：地球物理学者。京都大卒(1938年)、助教授、教授（1988年 -　）。京都大学総長(2003年 - 2008年)。国際高等研究所長、「天地人」研究代表者。氷室俳句会同人。

[21] 冷泉家：平安、鎌倉の歌聖と仰がれた藤原俊成、定家父子を祖先に持つ「和歌の家」。国宝5件。重要文化財冷泉家住宅は公家屋敷として現存する唯一の遺構。冷泉家の25代当主冷泉為人氏は、24代当主の娘貴実子氏の婿。

みんなシーンとして怖がるのですけれども、私は関係ありませんから、ただ変人の一人だと思っていました。

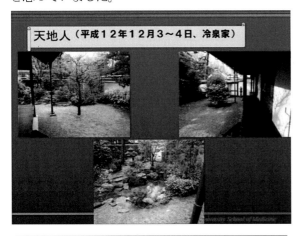

冷泉家を全部案内してもらいました。こんなことは二度とないです。この蔵の中だけは、さすがに鍵がかかって入れてもらえません。玄関から台所まで、全部案内してもらいました。そして、なぜこの冷泉家がこの研究会に入っているかというと、実は明月記と関係があります。誰が書いたかというと、藤原定家[22]が書いた。

字というのは、エスペラントとか色々世界でもあるのですけれども、日記の一番古いのは、実は明月記なのです。世界で一番古い日記です。そしてその中に世界初の流れ星の記録がある。あっ！と思って空を見たら流れ星があった。世界初の記録なのです。だから天地人の人から見たら、冷泉家は藤原の一家ですから、メンバーに入れることになったわけです。

それだけではないのです。この真ん中で話している人が何しているか。人から見た天と地。この人は漫画描いている。この人、精華大学が京都にあるのですけれども、そこの竹宮恵子[23]マンガ学部長。えっ！この人「地球へ（テラへ）」というのを描いた人なのです。「地球へ」というのは一番有名な宇宙の漫画です。それを描いたのがこの人です。このときはマンガ学部長

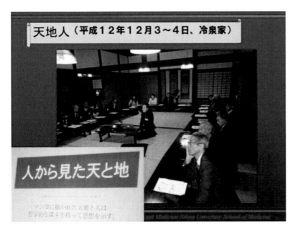

[22] 藤原定家：平安時代末期から鎌倉時代初期にかけての公家・歌人。『小倉百人一首』の撰者。
[23] 竹宮恵子：漫画家。精華大学マンガ学部長（2008 - 2014 年）、学長（2014-2018 年）。

でしたけれども、その後学長になるのです。

　あなたしゃべりなさいよと、漫画の話をするのではなくて、宇宙の漫画をどうして描くようになったかしゃべれと言ったらしゃべった。そんなことで色々な変人が集まった。

　実は天皇陛下しか入れないお部屋なのです。そこで実は会議をやらせてもらった。

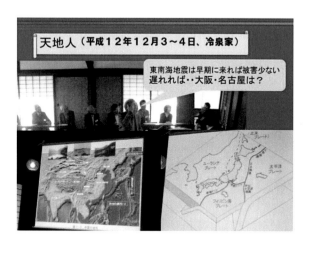

　そして、最後にしゃべったのが元総長です。この人、地球物理学、地震の大家ですけれども、ああじゃないこうじゃないとしゃべりました。最先端の話をした。昨日も地震ありましたけれども、茨城・千葉越えて東南海にきた瞬間に大地震がきます。早期にくれば被害が少ない。遅くなればなるほど被害が大きい。そして遅れれば、大阪と名古屋はどうなるだろうか。大阪は新幹線の所まで水がゆきます。名古屋と三重の境目の所は、物凄い範囲の所が水浸しになります。しかし、大阪城と名古屋城は残ります。なぜか。1000年の歴史を調べて、絶対大丈夫な所にお城というのは造っているのです。江戸城も全部調べてあります。ということをこの人が教えてくれた。

（2）人脈

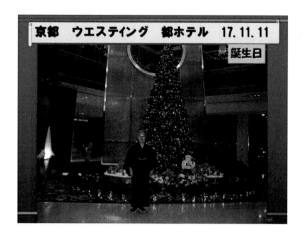

　さあ、そんな具合ですけれども、今日は最後の人脈というところですので、もう少しお話をしてゆきます。私は11月11日が誕生日なのです。誕生日がくるというときに、これは誕生会をやらなければいけないと思って京都に泊まりました。都ホテル。有名な所です。

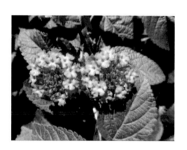

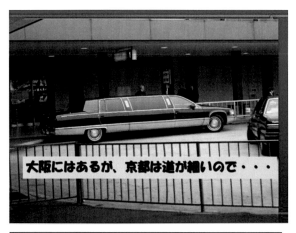

大阪にはあるが、京都は道が細いので・・・

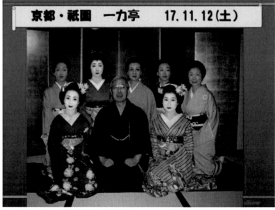

京都・祇園　一力亭　17.11.12（土）

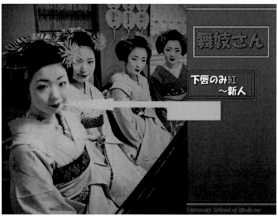

舞妓さん

下唇のみ紅〜新人

そこで外国では、私はよく乗っていたのですけれども、こういうリムジンを呼べと言ったら、大阪にはありますけれども、京都は道が狭いのでリムジンはありませんと言われて、どこに行こうとしたか。

祇園の一力亭（イチリキテイ）。祇園で一番有名な所です。歴史のある有名な所。そこで私は誕生会をやろうとして行きました。すごいです。たくさんの人が行きました。そして芸者さんが出てきました。初めて行った一見の人は入れてもらえません。たまたま私と一緒にビデオをつくった飯塚征毅[24]さんが、京都の芸妓（ゲイコ）さんを1年間取材していたのですけれども、その人脈で入れました。

舞妓さんは皆さん知っているでしょうか。どこを見るかというと、下唇を見てください。下唇だけ紅をさしているのは新人の舞妓さんです。そして上まで紅をさしているのを芸妓さんと言います。ですから、こういうふうにして踊っている人の必ず口紅を見てください。請求額はいくらか話してはいけません。必ず数ヶ月後に請求書がくるのですけれども、いくら請求されるだろうか。

---

[24] 飯塚征毅：ビデオ・パック・ニッポン（テレビ朝日系）。『実例に学ぶ－医療事故（京都科学）』のビデオ6本＋3本＋3本制作（第II巻参照）。

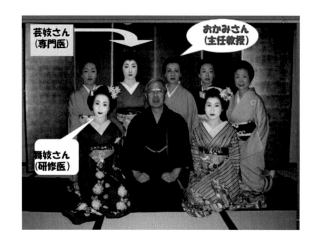

医師に例えると芸妓は専門医です。下唇しか紅ない舞妓は研修医です。おかみさんは主任教授。

京都大学の地震学の竹本修三[25]教授ですけれども、「一力知っているのか?」と聞いたら、「入り口までは行ったけれども、中は見たことがない」と言うから、「じゃあ、呼んでやるから奥さんと一緒に来い」と言ったら、もう喜んでしまってインターネットにこのことを自慢気に書いておりました。

京都に40年住んでいても、入り口までは行ったけれども中は知らない。初めてで感動しました。17人連れて行った。いくらになるでしょうか。お金のことは考えてはいけない。

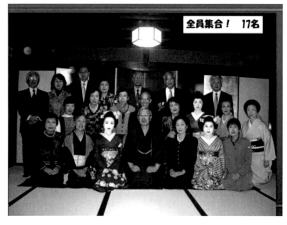

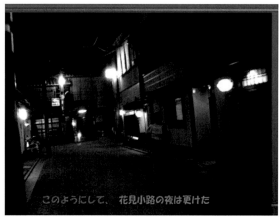

このようにして、花見小路の夜は更けた。そして二次会は、全部芸者組合のほうでまた用意してくれた。これいくらかかるかわからない。そして三次会は、竹本くんが用意してくれた。こんな具合の人脈であります。

---

[25] 竹本修三:地球物理学者。京都大卒(1965年)、助教授、教授(1996–2006年)。日本測地学会名誉会員。

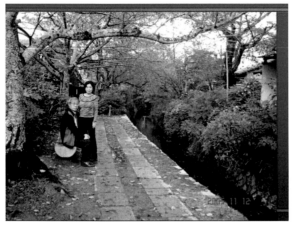

京都へ行くと必ず私は行く所があります。哲学の道です。日本という国はこれからどこへゆくのだろうか。こんな状態で良いのだろうかということをいつも反省しながら伏見稲荷に行って、1年のお守りをもらって、そして良い運勢が出たときには、7件無罪と冤罪が晴らされた。こういうことを経験しています。

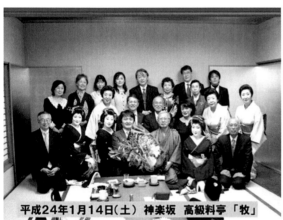

平成24年1月14日（土）　神楽坂　高級料亭「牧」

神楽坂にいたら、やはり同じようにやらなければいけないと思って、平成24年に神楽坂に事務所をつくったときには、高級料亭の「牧」でどんちゃん騒ぎのお祝いをしました。こんな具合であります。出版記念会もやりました。こういうことで、皆さんのおかげで、人脈でこういうことができているということを話しました。

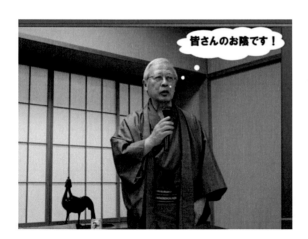

皆さんのお陰です！

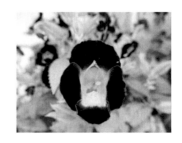

（3）この企画について

　今日は少し別なサービスがあります。ちょっとお待ちください。どうぞ。おいでいただきましたのは、こちらの会社の社長さんでありますけれども、自己紹介をお願いします。

釣部：万代宝書房の代表の釣部人裕です。よろしくお願いいたします。

押田：釣部さんと私とのきっかけというか、どんな関係だったのでしょうか？

釣部：2010年に僕が日大の法科大学院に行った、1年生の時、先生の講義を受けて感銘を受けまして、それが僕が最初に先生を知ったきっかけですね。

押田：偶然に知りあったのですけれども、そのあと何が起こったかと言いますと、私が一番新しく書いた本が、この「死体からのメッセージ」という本なのですけれども、これの出版記念会もロサンゼルスのマジシャンも呼んでどんちゃん騒ぎでやったのです。それで、もっと売れれば良いなと思っていましたところ、出版会社が合併されて、これが全部裁断されてなくなってしまったのです。困ったなと思っていたとき、横を向いたらなんと、釣部さんがいて、何をしてくれたかというと、突然改訂新版をつくってあげますよとなったのですね。

釣部：ちょうど別なある事件で相談を、弁護士先生と一緒に先生の所に行きまして、「10年ぶりですね」と言って名刺を出して、そのときもう出版社の名刺ですから。そうしたら、「実は…」とご相談があったのです。僕は先生のその本は読んで感銘を受けていたので、世になくなるのはもったいなすぎますということで、だったらうちで協力できますということで、改訂新版を出させていただきました。

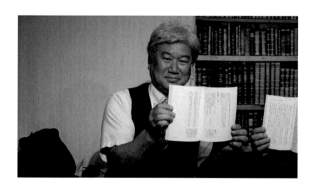

押田：もうビックリしました。これが元の本です。どこが違うか。並べてみます。大きさも違うのですけれども、それだけではないのです。中を見ると、下に脚注が付いている。実際はこれがどのくらい売れるかというのは別もので、今Amazonで…。

釣部：Amazonと楽天ブックスで売っていますね。

押田：そうしている間に、今回の最終講義の話が突然でてきたのですよね？

釣部：はい。やはり先生のこの本を編集するにあたって、あらためて何回も読みますよ。僕は先生の大学院時代の資料をずっと取ってあるのです。それを見返しながら、色々な事件の先生の活躍とか無念さとかを見ていて、やはりあの感動、あの講義を日本からなくしてはいけないと思いまして。先生もう退官されていますし。

押田：私は定年後もう 12 年ですから。

釣部：これが聴けなくなると、弁護士さんや裁判官、それから学生さんをはじめ、色々な方が先生の講義を聴いていれば事件に巻き込まれないということや、巻き込まれても脱出する可能性があると思ったので、なんとか記録に残したいと思いまして、今こういう配信スタジオを私持っていますので、「先生もう一回最終講義をしていただけませんか？」ということでお願いして今回となりました。

押田：いつも法学部とかロースクールでは、15 回で一区切りですから、今回も 15 回プラスまとめをやろうと言って。最初はこういう録画を撮ってと言っていたのですけれども、なんと、本にすることになって。

釣部：今、原稿ができてきているのです。

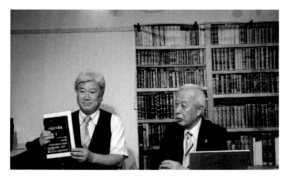

押田：録画したものを全部…。

釣部：こういう厚さで。文字起こししまして、それを加筆修正させていただきまして、4 冊でこれが出る予定で、今第一冊目がほとんどできるところで、間もなく印刷に回すというところです。

押田：なんとか 4 冊になりますね。
釣部：はい。そうですね。

押田：埼玉県の北の方の寄居町出身ですけれども、この私の本を前の寄居町の町長さん（熊谷高校の 3 年先輩）に寄贈したところ、なんと、「おまえ今まで書いたものは全部図書館に寄贈しろ」と言われて、ええっ！と思ったのですけれども、今年のお正月に今までの記録を全部まとめて、町立図書館に寄贈しました。そうしましたら、押田コーナーというのができて、隣に今有名な渋沢栄一さんのコーナーがあるのですけれども、それよりデカいコーナーができてしまってビックリ仰天したのです。たまたま今のビデオのエキスを送ってくださった？

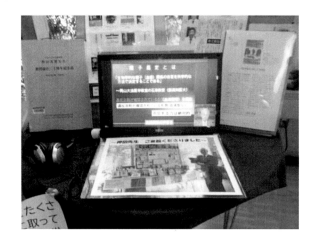

釣部：そうですね。今回の講義を
まとめて30分ぐらいにし
て送りまして、そうしたら
押田コーナーにモニターを
置いて、そこで流していた
だけるということになりま
した。

押田：ありがとうございます。予
想外の出来事が起こってき
て、これも全部人脈と赤い
糸でつながっているのかな
というふうに思いながら見

ているわけです。これからどういうふうになってゆくか。この講義録が売れるとは、
私もあまり思いませんけれども、これは国会図書館にも入る…。

釣部：国会図書館にも入ります。

押田：永久に記録として残るということですので、これは予想外の嬉しいことになりまし
た。そういうことで、感謝の気持ちを込めて、みなさんから希望のある手品もやっ
てみたいと思います。それでは手品をやってゆきます。今日は変わったものを持っ
てきました。これなんだと思いますか?

釣部：わからないです。

押田：これは四角の袋なのです。丸ではなくて四角ですけれども、中に何か入っています。

釣部：はい。

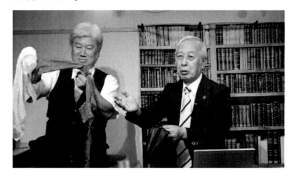

押田：これ実は、裁判所なのです。
あまり触らないで、指先で
取り出してみてください。
はい。こんな具合になって
います。実際これは宮城県
で起こった事件なのですけ
れども、男の人が運転した
か、女の人が運転したかで
揉めたケース。エアバック
に、白が男、赤いのが女のD
NAなのです。男の人が運
転したと裁判所は認定して

いるのですけれども、エアバックを調べてみても男性のDNAが出てこない。こち
らは女性のものです。ボロボロになっています。

釣部：ボロボロでDNAと書いてありますね。

押田：DNAがエアバックに付いていたら、運転していたのは女性だというふうに…。当たり前のことなのですけれども、それが運転していたのは男の人で、男の人のDNAを取って女の人のDNAを塗り付けたというふうに一審の裁判所は認定した。許すわけにいきませんよね。

釣部：はい。

押田：じゃあ入れましょう。入れてください。そこで私は手品師だということに気が付きました。このときにこうやってなんて言う？

釣部：なんて言うのですか？

押田："アブラカダブラ"と言うのです。そうすると、マジックになるのです。皆さん一斉に言いましょう。せーの！

一同：アブラカダブラ！

押田：あれ？　何か出てきた。

釣部：なんですか？　これ。

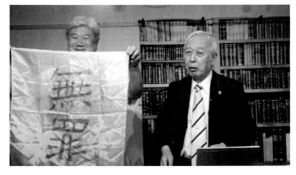

押田：無罪ですね。これが私のやっている裁判の象徴的なものなのです。日本弁護士会でも披露しました。このマジックの真相を知りたいという人は、私の所にこっそり来ていただければ……教えてあげることはできません。それでは、今日はこのへんにしておきます。

釣部：ありがとうございました。

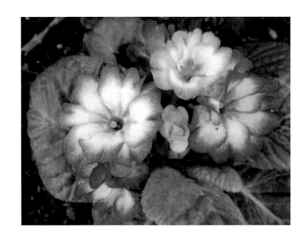

【プロフィール】

押田 茂實 (おしだ・しげみ)

　日本大学医学部名誉教授（法医学）。1942年、埼玉県寄居町生まれ。埼玉県立熊谷高校、東北大学医学部卒業。医学博士。足利事件、東電女性社員殺人事件などさまざまな事件に関する法医解剖、ＤＮＡ型鑑定、薬毒物分析、重大事件・災害での遺体検案、医療事故分析・予防対策など、50年にわたって法医学現場の第一線で活動。

　主な著作に、『実例に学ぶ医療事故』（医学書院、2000年）、『法医学現場の真相』（祥伝社新書、2010年）、『医療事故はなぜ起こるのか』（共著、晋遊舎新書、2013年）、『法医学者が見た再審無罪の真相』（祥伝社新書、2014年）、『Q&A 見てわかる DNA 型鑑定（第2版）』（共著、現代人文社、2019年）、『死体からのメッセージ【改訂新版】』（万代宝書房、2020年）などがある。

押田茂實の最終法医学講義　IV

2021年12月25日 第1刷発行
　著　者　押田 茂實
　編　集　水野 健二
　発行者　釣部 人裕
　発行所　万代宝書房
　　〒176-0002 東京都練馬区桜台 1-6-9-102
　　電話 080-3916-9383　FAX 03-6914-5474
　　　ホームページ : http://bandaiho.com/
　　　メール : info@bandaiho.com
　　印刷・製本　日藤印刷株式会社
　　落丁本・乱丁本は小社でお取替え致します。
　　　©shigemi oshida 2021 Printed in Japan
　　　ISBN　　978-4-910064-58-1　C0047

装丁・デザイン／ 西宮 さやか